U0346733

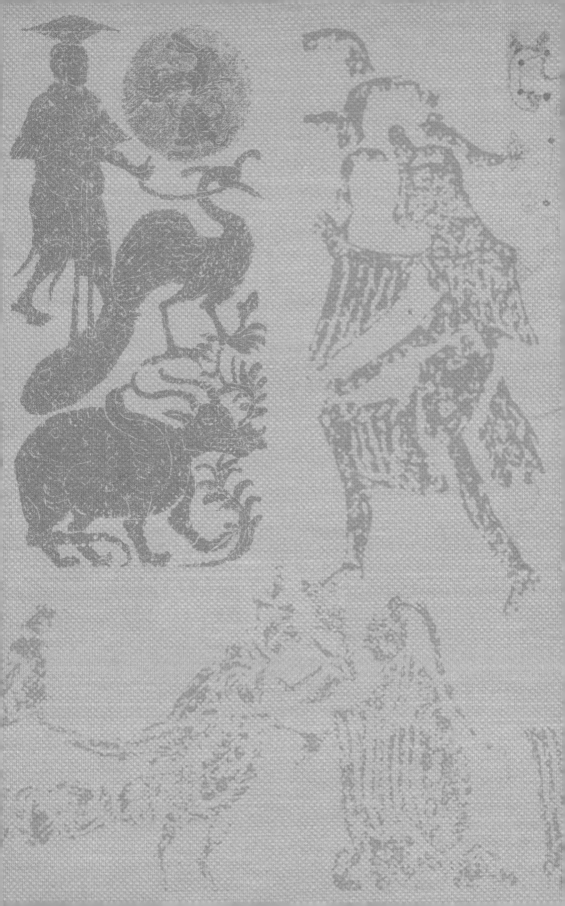

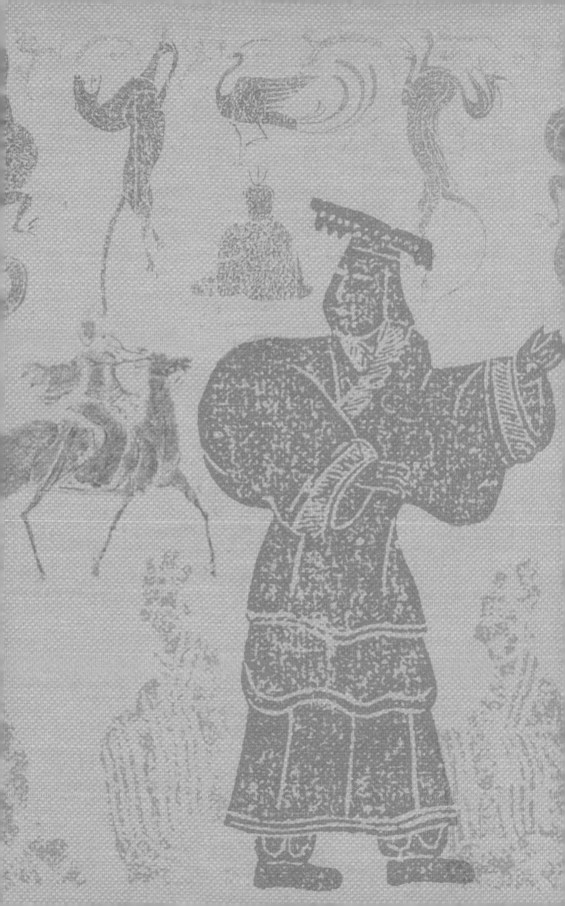

中国古医籍整理丛书

孕育玄机

明·陶本学 著

邓月娥 校注

中国中医药出版社
·北京·

图书在版编目（CIP）数据

孕育玄机/（明）陶本学著；邓月娥校注. —北京：中国中医药出版社，2015.1（2025.3重印）

（中国古医籍整理丛书）

ISBN 978 – 7 – 5132 – 2197 – 9

Ⅰ.①孕…　Ⅱ.①陶…　②邓…　Ⅲ.①中医妇产科学—中国—明代　Ⅳ.①R271

中国版本图书馆 CIP 数据核字（2014）第 284216 号

中国中医药出版社出版

北京经济技术开发区科创十三街31号院二区8号楼

邮政编码　100176

传真　010 64405721

北京盛通印刷股份有限公司印刷

各地新华书店经销

*

开本 710×1000　1/16　印张 10.75　字数 70 千字

2015 年 1 月第 1 版　2025 年 3 月第 3 次印刷

书　号　ISBN 978 – 7 – 5132 – 2197 – 9

*

定价　30.00 元

网址　www.cptcm.com

国家中医药管理局
中医药古籍保护与利用能力建设项目
组织工作委员会

前　言

中医药古籍是传承中华优秀文化的重要载体，也是中医学传承数千年的知识宝库，凝聚着中华民族特有的精神价值、思维方法、生命理论和医疗经验，不仅对于传承中医学术具有重要的历史价值，更是现代中医药科技创新和学术进步的源头和根基。保护和利用好中医药古籍，是弘扬中国优秀传统文化、传承中医学术的必由之路，事关中医药事业发展全局。

1949 年以来，在政府的大力支持和推动下，开展了系统的中医药古籍整理研究。1958 年，国务院科学规划委员会古籍整理出版规划小组在北京成立，负责指导全国的古籍整理出版工作。1982 年，国务院古籍整理出版规划小组召开全国古籍整理出版规划会议，制定了《古籍整理出版规划（1982—1990）》，卫生部先后下达了两批 200 余种中医古籍整理任务，掀起了中医古籍整理研究的新高潮，对中医文化与学术的弘扬、传承和发展，发挥了极其重要的作用，产生了不可估量的深远影响。

2007 年《国务院办公厅关于进一步加强古籍保护工作的意见》明确提出进一步加强古籍整理、出版和研究利用，以及

"保护为主、抢救第一、合理利用、加强管理"的方针。2009年《国务院关于扶持和促进中医药事业发展的若干意见》指出，要"开展中医药古籍普查登记，建立综合信息数据库和珍贵古籍名录，加强整理、出版、研究和利用"。《中医药创新发展规划纲要（2006—2020）》强调继承与创新并重，推动中医药传承与创新发展。

2003～2010年，国家财政多次立项支持中国中医科学院开展针对性中医药古籍抢救保护工作，在中国中医科学院图书馆设立全国唯一的行业古籍保护中心，影印抢救濒危珍本、孤本中医古籍1640余种；整理发布《中国中医古籍总目》；遴选351种孤本收入《中医古籍孤本大全》影印出版；开展了海外中医古籍目录调研和孤本回归工作，收集了11个国家和2个地区137个图书馆的240余种书目，基本摸清流失海外的中医古籍现状，确定国内失传的中医药古籍共有220种，复制出版海外所藏中医药古籍133种。2010年，国家财政部、国家中医药管理局设立"中医药古籍保护与利用能力建设项目"，资助整理400余种中医药古籍，并着眼于加强中医药古籍保护和研究机构建设，培养中医古籍整理研究的后备人才，全面提高中医药古籍保护与利用能力。

在此，国家中医药管理局成立了中医药古籍保护和利用专家组和项目办公室，专家组负责项目指导、咨询、质量把关，项目办公室负责实施过程的统筹协调。专家组成员对古籍整理研究具有丰富的经验，有的专家从事古籍整理研究长达70余年，深知中医药古籍整理研究的重要性、艰巨性与复杂性，履行职责认真务实。专家组从书目确定、版本选择、点校、注释等各方面，为项目实施提供了强有力的专业指导。老一辈专家的学术水平和智慧，是项目成功的重要保证。项目承担单位山东中医药大学、南京中医药大学、上海中医药大学、福建中医药大学、浙江省中医药研究院、陕西省中医药研究院、河南省中医药研究院、辽宁中医药大学、成都中医药大学及所在省市中医药管理部门精心组织，充分发挥区域间互补协作的优势，并得到承担项目出版工作的中国中医药出版社大力配合，全面推进中医药古籍保护与利用网络体系的构建和人才队伍建设，使一批有志于中医学术传承与古籍整理工作的人才凝聚在一起，研究队伍日益壮大，研究水平不断提高。

本着"抢救、保护、发掘、利用"的理念，该项目重点选择近60年未曾出版的重要古医籍，综合考虑所选古籍的保护价值、学术价值和实用价值。400余种中医药古籍涵盖了医经、基础理论、诊法、伤寒金匮、温病、本草、方书、内科、外科、女科、儿科、伤科、眼科、咽喉口齿、针灸推拿、养生、医案医话医论、医史、临证综合等门类，跨越唐、宋、金元、明以迄清末。全部古籍均按照项目办公室组织完成的行业标准《中医古籍整理规范》及《中医药古籍整理细则》进行整理校注，绝大多数中医药古籍是第一次校注出版，一批孤本、稿本、抄本更是首次整理面世。对一些重要学术问题的研究成果，则集中收录于各书的"校注说明"或"校注后记"中。

"既出书又出人"是本项目追求的目标。近年来，中医药古籍整理工作形势严峻，老一辈逐渐退出，新一代普遍存在整理研究古籍的经验不足、专业思想不坚定等问题，使中医古籍整理面临人才流失严重、青黄不接的局面。通过本项目实施，搭建平台，完善机制，培养队伍，提升能力，经过近5年的建设，锻炼了一批优秀人才，老中青三代齐聚一堂，有效地稳定了研究队伍，为中医药古籍整理工作的开展和中医文化与学术的传承提供必备的知识和人才储备。

本项目的实施与《中国古医籍整理丛书》的出版，对于加强中医药古籍文献研究队伍建设、建立古籍研究平台，提高古籍整理水平均具有积极的推动作用，对弘扬我国优秀传统文化，推进中医药继承创新，进一步发挥中医药服务民众的养生保健与防病治病作用将产生深远影响。

第九届、第十届全国人大常委会副委员长许嘉璐先生，国家卫生计生委副主任、国家中医药管理局局长、中华中医药学会会长王国强先生，我国著名医史文献专家、中国中医科学院马继兴先生在百忙之中为丛书作序，我们深表敬意和感谢。

由于参与校注整理工作的人员较多，水平不一，诸多方面尚未臻完善，希望专家、读者不吝赐教。

国家中医药管理局中医药古籍保护与利用能力建设项目办公室

二〇一四年十二月

许 序

"中医"之名立，迄今不逾百年，所以冠以"中"字者，以别于"洋"与"西"也。慎思之，明辨之，斯名之出，无奈耳，或亦时人不甘泯没而特标其犹在之举也。

前此，祖传医术（今世方称为"学"）绵延数千载，救民无数；华夏屡遭时疫，皆仰之以度困厄。中华民族之未如印第安遭染殖民者所携疾病而族灭者，中医之功也。

医兴则国兴，国强则医强。百年运衰，岂但国土肢解，五千年文明亦不得全，非遭泯灭，即蒙冤扭曲。西方医学以其捷便速效，始则为传教之利器，继则以"科学"之冕畅行于中华。中医虽为内外所夹击，斥之为蒙昧，为伪医，然四亿同胞衣食不保，得获西医之益者甚寡，中医犹为人民之所赖。虽然，中国医学日益陵替，乃不可免，势使之然也。呜呼！覆巢之下安有完卵？

嗣后，国家新生，中医旋即得以重振，与西医并举，探寻结合之路。今也，中华诸多文化，自民俗、礼仪、工艺、戏曲、历史、文学，以至伦理、信仰，皆渐复起，中国医学之兴乃属必然。

迄今中医犹为国家医疗系统之辅，城市尤甚。何哉？盖一则西医赖声、光、电技术而于 20 世纪发展极速，中医则难见其进。二则国人惊羡西医之"立竿见影"，遂以为其事事胜于中医。然西医已自觉将入绝境：其若干医法正负效应相若，甚或负远逾于正；研究医理者，渐知人乃一整体，心、身非如中世纪所认定为二对立物，且人体亦非宇宙之中心，仅为其一小单位，与宇宙万象万物息息相关。认识至此，其已向中国医学之理念"靠拢"矣，虽彼未必知中国医学何如也。唯其不知中国医理何如，纯由其实践而有所悟，益以证中国之认识人体不为伪，亦不为玄虚。然国人知此趋向者，几人？

国医欲再现宋明清高峰，成国中主流医学，则一须继承，一须创新。继承则必深研原典，激清汰浊，复吸纳西医及我藏、蒙、维、回、苗、彝诸民族医术之精华；创新之道，在于今之科技，既用其器，亦参照其道，反思己之医理，审问之，笃行之，深化之，普及之，于普及中认知人体及环境古今之异，以建成当代国医理论。欲达于斯境，或需百年欤？予恐西医既已醒悟，若加力吸收中医精粹，促中医西医深度结合，形成 21 世纪之新医学，届时"制高点"将在何方？国人于此转折之机，能不忧虑而奋力乎？

予所谓深研之原典，非指一二习见之书、千古权威之作；就医界整体言之，所传所承自应为医籍之全部。盖后世名医所著，乃其秉诸前人所述，总结终生行医用药经验所得，自当已成今世、后世之要籍。

盛世修典，信然。盖典籍得修，方可言传言承。虽前此 50 余载已启医籍整理、出版之役，惜旋即中辍。阅 20 载再兴整理、出版之潮，世所罕见之要籍千余部陆续问世，洋洋大观。

今复有"中医药古籍保护与利用能力建设"之工程，集九省市专家，历经五载，董理出版自唐迄清医籍，都400余种，凡中医之基础医理、伤寒、温病及各科诊治、医案医话、推拿本草，俱涵盖之。

噫！璐既知此，能不胜其悦乎？汇集刻印医籍，自古有之，然孰与今世之盛且精也！自今而后，中国医家及患者，得览斯典，当于前人益敬而畏之矣。中华民族之屡经灾难而益蕃，乃至未来之永续，端赖之也，自今以往岂可不后出转精乎？典籍既蜂出矣，余则有望于来者。

谨序。

第九届、十届全国人大常委会副委员长

许嘉璐

二〇一四年冬

王 序

中医学是中华民族在长期生产生活实践中，在与疾病作斗争中逐步形成并不断丰富发展的医学科学，是中国古代科学的瑰宝，为中华民族的繁衍昌盛作出了巨大贡献，对世界文明进步产生了积极影响。时至今日，中医学作为我国医学的特色和重要医药卫生资源，与西医学相互补充、相互促进、协调发展，共同担负着维护和促进人民健康的任务，已成为我国医药卫生事业的重要特征和显著优势。

中医药古籍在存世的中华古籍中占有相当重要的比重，不仅是中医学术传承数千年最为重要的知识载体，也是中医为中华民族繁衍昌盛发挥重要作用的历史见证。中医药典籍不仅承载着中医的学术经验，而且蕴含着中华民族优秀的思想文化，凝聚着中华民族的聪明智慧，是祖先留给我们的宝贵物质财富和精神财富。加强对中医药古籍的保护与利用，既是中医学发展的需要，也是传承中华文化的迫切要求，更是历史赋予我们的责任。

2010 年，国家中医药管理局启动了中医药古籍保护与利用能力建设项目。这既是传承中医药的重要工程，也是弘扬优秀民族文化的重要举措，不仅能够全面推进中医药的有效继承和创新发展，为维护人民健康作出贡献，也能够彰显中华民族的璀璨文化，为实现中华民族伟大复兴的中国梦作出贡献。

相信这项工作一定能造福当今，嘉惠后世，福泽绵长。

国家卫生和计划生育委员会副主任

国家中医药管理局局长

中华中医药学会会长

王国强

二〇一四年十二月

王 序

二

马 序

新中国成立以来，党和国家高度重视中医药事业发展，重视古籍的保护、整理和研究工作。自1958年始，国务院先后成立了三届古籍整理出版规划小组，分别由齐燕铭、李一氓、匡亚明担任组长，主持制定了《整理和出版古籍十年规划（1962—1972)》《古籍整理出版规划（1982—1990)》《中国古籍整理出版十年规划和"八五"计划（1991—2000)》等，而第三次规划中医药古籍整理即纳入其中。1982年9月，卫生部下发《1982—1990年中医古籍整理出版规划》，1983年1月，中医古籍整理出版办公室正式成立，保证了中医古籍整理出版规划的实施。2002年2月，《国家古籍整理出版"十五"（2001—2005）重点规划》经新闻出版署和全国古籍整理出版规划领导小组批准，颁布实施。其后，又陆续制定了国家古籍整理出版"十一五"和"十二五"重点规划。国家财政多次立项支持中国中医科学院开展针对性中医药古籍抢救保护工作，文化部在中国中医科学院图书馆专门设立全国唯一的行业古籍保护中心，国家先后投入中医药古籍保护专项经费超过3000万元，影印抢救濒危珍、善、孤本中医古籍 1640 余种，开展了海外中医古籍目录调研和孤本回归工作。2010 年，国家财政部、国家中医药管理局安排国家公共卫生专项资金，设立了"中医药古籍保护与利用能力建设项目"，这是继 1982～1986 年第一批、第二批重要中医药古籍整理之后的又一次大规模古籍整理工程，重点整理新中国成立后未曾出版的重要古籍，目标是形成并普及规范的通行本、传世本。

为保证项目的顺利实施，项目组特别成立了专家组，承担咨询和技术指导，以及古籍出版之前的审定工作。专家组中的许多成员虽逾古稀之年，但老骥伏枥，孜孜不倦，不仅对项目进行宏观指导和质量把关，更重要的是通过古籍整理，以老带新，言传身教，培养一批中医药古籍整理研究的后备人才，促进了中医药古籍保护和研究机构建设，全面提升了我国中医药古籍保护与利用能力。

作为项目组顾问之一，我深感中医药古籍保护、抢救与整理工作的重要性和紧迫性，也深知传承中医药古籍整理经验任重而道远。令人欣慰的是，在项目实施过程中，我看到了老中青三代的紧密衔接，看到了大家的坚持和努力，看到了年轻一代的成长。相信中医药古籍整理工作的将来会越来越好，中医药学的发展会越来越好。

欣喜之余，以是为序。

中国中医科学院研究员

马继兴

二〇一四年十二月

马
序

二

校注说明

　　《孕育玄机》由明代陶本学著于天启辛酉年（1621）。陶本学，字泗源，别号会稽山人。明代浙江会稽县（今绍兴）人。生平未详。《孕育玄机》有上、中、下三卷。上卷论调经，论常见月经病的脉证方治；中卷述保胎，论怀孕原理、诊脉原理及不孕症的病因机理，以及常见妊娠病的辨治；下卷辨生产与产后诸病。全书凡127篇，综合妇产科之常见病、多发病的诊治，论述简明畅达，是一部实用的临床妇产科参考书。

　　《孕育玄机》现存版本有两种：一是清代康熙五十二年（1713）学者乾尧抄本（简称"乾抄本"）；二是晚清学者陶介亭主编的《陶氏贤奕书楼丛书》之《孕育元机》（简称"丛书本"，亦为抄本）。此次校注以"乾抄本"为底本，以"丛书本"为主校本。校注原则如下：

　　1. 采用简体字横排，原文加现代新式标点。

　　2. 原书中"右""左"表示前后文者，统一改为"上""下"。底本中凡有漏"右"均按"丛书本"补。

　　3. 原书中一般笔画之误，以及明显的错别字，予以径改，不出校。

　　4. 原书中的异体字、古字、俗写字，统一以简化汉字律齐，不出校。

　　5. 原书中的通假字，保留原字，于首见处出校说明。

　　6. 底本中医术语和中药名的不规范书写，按现代中医名词术语规范径改，如书中"姜蚕"径改为"僵蚕"等，不出校。

　　7. 原书中的错讹脱衍，有校本可据者，据校本改，无校本可据者，出校存疑。

8. 底本序言有些后人圈改内容不纳入原文，不出注，详见校注后记。

9. 原书每卷前有"会稽山人陶本学辑著"字样，今一并删去。

10. 原书中字词疑难或生疏者，予以简注或注音。

11. 原书段落中夹注者，用小字。

自 序

古昔圣人悯民生疾痛颠危，作《灵》《素》以明病源脉理，兴医药以济其殃枉，初无分于男女也。后世以病候多端，奈何以一人之心兼理众病责其成功。故析医，教各使专科，而妇人亦为一科矣。妇人杂病，无异男子。古称难治者，难于悉其望闻问切之详也，况胎产之尤难者乎！盖病在旦夕，变在须臾，或虚或实，当补当泻，玄机活法，必素日讲习既明，而后可以投剂不讹也。倘生平无考究之详，临期乏运用之智，以狐疑未决之心，投含糊孟浪之剂，如夜行无烛，鲜不颠仆①，良乎然哉！学②常慨世人有妇人之专科，而无胎产之良诀，陈、薛二家③著心颇佳，余如《产宝》《便产》等方，并散见于各书者，未见发挥爽朗之妙，则治产者无所适从矣。虽其所投辄应，而闺阃④皆春得⑤乎？为是不揣拙鄙，旁求博采，仍取陈、薛诸家之言，扩以生平所历之验，斟酌损益，一证一论，缕析条分，汇辑成编，名曰《孕育玄机》。首"调经"，惟经正而生育可期也；次"保胎"，惟胎全而子嗣可兴也；次"产后"，惟治产有法而母子全也。循是以治，而通以应变之宜，庶可转危而安。昔之难者，今之易乎？专科者不有所规绳而为画一之治乎？不

---

① 颠仆：跌倒，此指失败。
② 学：陶本学的自称。
③ 陈薛二家：指医家陈自明、薛己。二家均对妇产科发展作出重要贡献。
④ 闺阃（kǔn捆）：内室，借指妇女。
⑤ 春得：即得春，得到健康。

佞①生平殚心斯道，兼以室人多患胎产之危，益加研砺。幸而苍苍默佑，得其治理而起。故有一得之，愚敢不尽述以告同志乎？非自多也。虽然学今年逾七秩②，已在耄龄，所辑所言，恐有缺陋。有能心操爱育之仁业，臻黄岐之上者，起而削正之，则又予心之所深望者矣。

时天启龙飞首岁辛酉七月既望之后五日
会稽山人陶本学泗源氏题

---

① 不佞：没有才能，旧时对自己的谦称。
② 七秩：即七十岁。秩，十年。

目 录

卷　上

调经总诀

妇人经病，多是气盛血虚，宜顺气养血为先。经水或前或后，或多或少，或逾月不来，或一月两来，俱是不调之故也。先期而来，血虚有热，当补血清热，其经自准。过期不来作痛，乃血虚有寒，温经养血，其痛自止。将来作痛，腹中阵阵，乍作乍止，血实气滞，当行经顺气，痛自息也。经行着气，心腹腰胁俱发疼痛，乃瘀血也，顺气消瘀，病即已矣。过期紫黑成块，气郁血滞，凉血去瘀，顺气自平。过期色淡，乃痰多也，活血化痰。过期作痛，血虚有热，生血清热，导瘀行气。过多不止，久之而成血崩，凉血补血。月水不行，发生肿满，是瘀血渗入脾经，活血健脾，行气消肿。日久不行，腹胁有块作痛，是为血结癥瘕，调经止痛，块能渐消。他如错经妄行，口鼻出血，是火载血而上行气乱也，滋阴降火，顺气调经。但脉若芤涩而不治，必成虚怯。经行身痛麻痹，寒热头疼，因触经感冒，用五积散之类是也。

调　经

有天地然后有万物，有万物然后有男女，有男女然后有夫妇，有夫妇则生育之道所不已也。欲使生育，在于调经。若使经不调而生育者，未之能也。《素问》曰：女子二七而天癸至，任脉通，太冲脉盛，月事以时下，故有子。夫所谓月事以时下者，盖言三旬以一来，则气血和平，不冷不热，不先不后，应时而下，不爽其候，乃谓之经，万古不易之常道也。以和平之气血，而交合以时，则胎孕乃成矣。若不调，则有先期而行者，有逾期而行者，有将行而作疼者，有行后而作痛者，有经行不止者，有经水不通者。夫先期而至者，血之热，用四物加芩、连之类。逾期者，血之虚，四物加参、芪、白术之类。过期而色淡者，有痰也，二陈加芎、归之类。经水紫黑色及有块者，血热也，四物加芩、连、香附之类。若诊肝肾脉迟微小，腹冷痛者，属寒，四物加炒干姜之类。将行而作疼者，血实而气滞也，四物加莪术、玄胡、木香，挟热加黄连、木香，或四物加桃仁、红花、香附之类。行后而作痛者，气血俱虚也，八物汤。经行不止者，四物加阿胶、地榆、荆芥穗之类。经水不通者，八物汤加红花、丹皮、桃仁、牛膝之类。要知经脉不调者，气血之不和也，不和则生生之机灭息矣。然所以致其不和而不调者，岂无因哉？或天禀之素弱，而气血之本虚；或劳心于世务，而真元之耗损。此皆足以致妇人之病，而经之不调所由然矣。然则思欲生子，必使调经，舍调经而曰别有种子之仙丹，吾不信矣。

薛云：心脾和平则经候如常。苟或七情内伤，六淫外侵，饮食失节，起居失宜，脾胃亏损，心火妄动，先期而至者血热，后期而至者血虚。然先期而至者，有因脾经血燥，有因脾经郁火，有因肝经怒火，有因血分有热，有因劳役①火动。过期而至，有因脾经血虚，有因肝经血少，有因气虚血弱。主治之法，脾经血燥者，加味逍遥散；脾经郁火者，归脾汤；肝经怒火者，加味小柴胡汤；血分有热者，加味四物汤；劳役火动者，补中

---

① 役：原作"后"。"役""後"二字繁体相似，疑抄误，据丛书本改。

益气汤；脾经血虚者，人参养荣汤；肝经血少者，六味地黄丸；气虚血弱者，八珍汤。盖血生于脾土，故云脾统血。凡血病当用甘苦之剂，以助阳气而生阴血也。

一云：痰多占住血海地位，因而下多，目必渐昏，肥人有之。以南星、苍术、川芎、香附作丸服之。肥人脂满经闭者，导痰汤加芎、归、苓、连，不可多用地黄，即用宜姜汁拌炒。肥人少子，亦由多痰，脂膜闭塞，子宫不能摄受阳精而施化也，宜服前药。瘦人少子，因子宫无血，精气不聚，可用四物汤养阴等药。

加味逍遥散

当归　白芍　茯苓各钱半　柴胡八分　甘草四分　白术一钱五分

加丹皮、黑山栀各一钱

上水煎服。

归脾汤

嫩黄芪　云白术　制远志　酸枣仁　木香　人参　茯神　炙甘草　龙眼肉

上姜枣水煎。

加味四物汤

当归　生地　白芍　川芎

加白术、茯苓、柴胡、丹皮。水煎。

加味小柴胡汤

柴胡　半夏　人参　黄芩　甘草

加生地、姜枣。水煎服。

补中益气汤

黄芪　人参　炙甘草　白术　陈皮　当归　升麻　柴胡

上姜枣水煎。

人参养荣汤

人参　当归　黄芪　白术　陈皮　白芍　熟地　五味子
远志　桂心　茯苓　炙甘草

姜枣水煎。

六味地黄汤

熟地　山萸肉　淮山药　白茯苓　丹皮　泽泻

上水煎服。

八珍汤

白术　茯苓　炙甘草　人参　当归　地黄　白芍　川芎

水煎服。

经行先期

经血有先期而至者，其因不同：有因血分有热，有因肝经
怒火者，有因劳役火动。治法：血分有热者，加味四物汤；肝
经怒火者，加味逍遥散；劳役火动者，补中益气汤。

愚按：经行先期，各有不同，有先一二日者，有先三四五六日
者，有先一十余日者，总一血热之故。盖热有微甚不同，故行有早暮
不齐耳。

加味四物汤　治经水先期血分热。

当归　川芎　白芍　阿胶　黄连　生地　艾叶　甘草　条
芩　香附

水煎，空心服。

加味逍遥散　补中益气汤二方见调经

经行过期

经血有过期而至者，所因亦不同焉：有因脾经郁滞，有因脾经血虚，有因肝经血少，有因气虚血弱。治法：脾经郁滞者，归脾汤；脾经血虚者，人参养荣汤；肝经血少者，六味地黄丸；气虚血弱者，八珍汤。

又云：后期三五日者，为血虚，四物汤加参、芪、白术、陈皮、升麻。瘦人只是血少，四物汤，倍归、地，少加桃仁、红花。肥人多痰，二陈汤，加南星、苍术、滑石、芎、归、香附。来少色和者，四物汤。内寒血涩，来少或迟五六日以上者，四物加桃仁、红花、丹皮、葵花。

归脾汤　人参养荣汤　八珍汤　六味地黄汤四方俱见调经

经血错乱妄行

妇人经血，一月一行，不失其候，故谓之月信。无病之人，应时而至。或前或后，以气之冷热不同，虚实各异也。又有一月之内三四至者，或五六日一来，或十日一来，或半月一来，谓之错经妄行。古云：错经妄行者，气之乱也。盖血随气行，气乱则血亦乱，理固然耳，然岂无致之之因乎？究其因，或因于脾气困弱，不能统摄，致血下陷而然者；或由于血虚血热，沸腾而然者；或由于心多愁郁，不能主血而然者；或由于肝有郁火，血不归经而然者。所因不同，治法各异。慎毋曰血热则行，专以寒凉之药止之也。若脾经虚弱者，用补中益气汤加地榆之类；血虚血热者，四物汤加芩、连之类；心多愁郁者，四七汤兼归脾汤之类；肝有怒火者，小柴胡汤加山栀、香附、胆草之类。俱以顺气之药佐之，气一顺，则血循经而错妄者愈矣。

愚按：有经行之日，出于口鼻，是火载血上，治当滋阴降火。有三月一行者，是谓居经，俗名按季。有一年一行者，是谓避年。有一生经不行而受胎者，是谓暗经。有受胎之后，月月行经而产子者，是谓盛胎，俗名垢胎。有受胎数月，血忽大下而胎不殒者，是谓漏胎。此虽以气血有余不足然，而异于常矣。此皆错妄之类。然错妄者，病也，调经者所当亟治者也。若居经、避年之类，乃禀赋所然，固不必疗以药矣。医家不可不知也。

补中益气汤　归脾汤二方见调经

四物汤

当归　地黄　川芎　白芍

上水煎。

四七汤

半夏　茯苓　厚朴　紫苏叶

上姜水煎。

小柴胡汤

柴胡　半夏　人参　黄芩　甘草

上姜水煎。

经行作痛

夫经行而作痛者，血实气滞也。又云：风冷客于胎络冲任，或伤手太阳、手少阴经，用温经汤、桂枝桃仁汤，若忧思气滞而血滞，用桂枝桃仁汤、地黄通经丸。

薛云：风寒伤脾者，用六君、炮姜；思虑伤血者，四物加参、术；思虑伤气者，归脾加柴胡、山栀；郁怒伤血者，归脾、逍遥兼服。

愚按：经行而作痛者，古云血热而气滞也。夫血热则不流通，气滞则不运动，是宜作痛固然矣，盖痛则不通也。莪术、三棱等破其实，香附、砂仁、木香、青皮等行其气，治法之正也，世人所易知也。然气血两虚之人，亦有经行而作痛者。夫气虚则馁①，而无力健运；血虚则涩，而经脉否②滞。此人不易知也。治同血实气滞之例，药用疏导浚利之方，此经年历岁，不可愈耳。一妇人二七天癸至，至七七之期，凡月水欲来，腹痛异常，以其素性多怒，每服行血利气之药，经血既来，腹痛暂止，然其病根常在，下月仍然，久久倍痛，困惫不可支矣。后予治之，详探其根，知其气血两匮，不可疏利，惟以八珍汤兼顺气之药服之，气足则健运，血旺则流通，腹不再痛而安。

又曰：经事欲行未行，脐腹绞痛者，为血滞。经水临行时作痛者，为气滞。

牛膝散 治月水不利，脐腹作痛，或小腹引腰，气攻胸膈。

牛膝 桂心 赤芍炒 桃仁去皮尖 玄胡索炒 当归 丹皮各一两 木香三钱

上末，每服温酒调下一钱，或五钱水煎服。

温经汤 治寒气客于血室致气血凝滞，脐腹作痛，其脉沉紧。

当归 川芎 芍药 桂心 莪术醋炒 丹皮各五分 人参 牛膝 炙甘草各一钱

上水煎服。

桂枝桃仁汤 治经脉不行，腹中作痛，或上攻心胁，或因经脉不行，渐成积块，脐如覆杯。

桂枝 芍药 生地各二钱 桃仁七枚，去皮尖 甘草一钱

上姜水煎服。

② 否：通"痞"。阻隔不通。《汉书·刘向传》："否者，闭而乱也。"

卷上

七

地黄通经丸 治月经不行，或产后恶露，脐腹作痛。

熟地四两　虻虫去头翅，炒　水蛭糯米同炒黄，去米　桃仁去皮尖，各五十枚

上为末，蜜丸桐子大，每服五七丸，空心温酒下。

月水不断

妇人月水不断淋沥，或因劳伤气血而伤冲任，或因经行而合阴阳，以致外邪客于胞内，滞于血海故也。

薛云：若郁结伤脾，用归脾汤；恚怒伤肝，用逍遥散；肝火妄动，加味四物汤；脾气虚弱，六君子汤；元气下陷，补中益气汤；热伤元气，前汤加五味子、麦冬、炒黑黄柏。

愚按：月水之行，妇人无病者恒以三日而净。元气既弱，不能统摄，多有四五六日者，此外淋沥不止，谓之不断。究其致病之因，或因劳伤，气血虚弱，冲任不能约制于经血，或由于寒热邪气客于胞内，滞于血海，此一恒人能辨也。余思世俗妇人，纵性者多怒，多怒则肝伤。夫血藏于肝，肝有怒火，其气盛满，不纳不藏，所以血下不断，非如风寒与冲任气虚者比，必用柴胡、香附、芎、芍、防风、山栀、胆草、黄芩，加以六味丸料，则血自止矣，屡验。此因血去多则生风，故用六味以补血，山栀、防风等以泻肝火，神效。

四物汤见错妄

补中益气汤　加味四物汤　归脾汤　逍遥散四方见调经

六君子汤

人参　白术　茯苓　炙甘草　半夏　陈皮

上姜水煎服。

四君子汤即六君子去半夏、陈皮

顺气散瘀汤 治经行时着脑、心、腹、腰、胁，痛不可忍，脉弦急不匀，乃瘀作痛也。

当归　川芎　芍药　生地　桃仁　红花　玄胡索　莪术　青皮

上水煎服。

四物调经止痛散　治月水将来或将尽前后数日腹痛。

当归　玄胡索　广没药　头红花

上等分为末，每服二钱，黄酒送下。

大调经汤　治妇人血气虚弱，血海寒冷，经水不调，或心腹疼痛，或下白带如鱼脑，或似米泔，不分信期，每月淋沥不止，面色痿黄，四肢无力，头目眩晕。

当归　芍药　香附各六分　川芎　熟地各五分　人参　砂仁　阿胶　沉香另研　小茴香　吴茱萸　肉桂　粉草各三分　玄胡索　白术　茯苓　黄芪　陈皮各四分

上水煎服。

调经顺气汤　治妇女经闭不调，或前或后，心腹疼痛。

当归　芍药盐炒　生地　香附　阿胶　丹皮　桃仁　红花各一钱　川芎　艾叶各八分　白术一钱二分　甘草四分

上姜水煎服。

调经散

川芎　吴茱萸　人参　半夏　白芍　当归　丹皮　肉桂　阿胶　甘草各一两　麦冬二两半

上每服五钱，姜五片，水煎服。

经　闭

妇人经闭不通者，或因食少，胃气之化源薄，而血无所荣；或因中消胃热，内火盛而津液内损；或因堕胎及多产伤血；或久患潮热耗血；或久发盗汗耗血；或因劳心，致心火上炎，而胞脉闭；或七情伤心，心气停结，而血不行。此数者，皆令经脉不通。大率以生血为主，补血除热之剂随症用之。其心火上炎者，宜降火而安心。心气停结者，宜通心而解郁，兼以血药补之，则经脉自通。又云：经闭者，多因损伤脾胃，以致血少不行，只宜补脾益荣汤，使脾旺则能生血，经自行矣。有积滞者，加曲蘖为妙。果因血块凝结，方宜破血通经，但不可轻用耳。

薛云：经血，阴水也。属冲任二脉，上为乳汁，下为月水。其经闭者，有因脾气不能生血者，有因脾郁而血不行者，有因胃火而血消烁①者，有因劳伤心而血少者，有因怒伤肝而血少者，有因肾水不能生肝而血少者，有因肺气虚而不能行血者。

愚按：妇人经脉不行者，其暂时不行，或由于疟痢之后，或由于伤寒之后，或因于瘰疬之后。如前薛氏所言之类，各有不同，治各因其因而药之，可愈矣。其有久久不行者，予因思世俗妇人患此者，多由郁结在心，郁怒在肝，忧思在脾。三经之气不能畅达，则荣身之血日且耗减，尚安望其血之有余，流灌冲任，下为月水哉？一妇人怒而且郁，以同室之妒也，月事不至者半载有奇②，且兼夜热、咳嗽、吐血、声哑、喉疮，容颜枯槁。多医视之，以为必危。家人视若死灰不复再燃。余曰：病由情志，倘诱以喜，而善调以药，犹可挽回。众在疑信。予用枸杞子一两，茯苓、远志、枣仁、当归、生地、麦冬、香附、贝母等补心生血解郁之药，兼以百事顺其情，而无少拂之意。一月之内，枯叶再荣，经通声亮，血止嗽除。斯见郁结者则血脉干涸，而意适者则血脉自畅也。大抵妇人女子，所见极狭，拂③郁者恒多。患此者，惟能自解，斯可耳。有等妇室，天禀素弱，一旦月事不来，

---

① 烁：据文义当为"铄"。
② 有奇（yòujī 又机）：还有零头。
③ 拂：据文义当为"怫"。

或数月，或半载，诊其脉体安静，不鼓不躁，又无咳嗽、夜热之症，此惟调补之剂，俟其元气稍充，自然经行。不可因其不月，遂用疏导之剂。若急遽苟且，反成坏症。慎之！慎之！

养真汤 治经闭，脐下一块，已经久远，百药不效，服数剂经行，又数剂块消。

当归　川芎　白芍酒炒　熟地姜汁炒　黑山栀　山萸肉　茯苓　小茴香炒　益母草　香附四制　陈皮各等分

上锉，六剂，水煎服。经通之后作丸服。

血　崩

妇人冲任二脉，为经血之海。人身之血，外循经络，内荣脏腑，有余者流灌冲任，下为月水。阴阳和平，经下依时，不愆其候。倘使劳伤过度，七情致虚，不能约制，血不循经，则忽然暴下矣，甚则昏晕。崩血之脉，数小为顺，脉洪大为逆，治以调脾为主。

薛云：经曰：阴虚阳搏为之崩。又曰：阳络伤则血外溢，阴络伤则血内溢。又曰：脾统血，肝藏血。治法：若因脾胃亏损，不能摄血归源，用六君加芎、归、柴胡；若肝经有火而血下行，用奇效四物汤，或四君加柴、栀、芩、术；若肝经风热而血妄行，用加味逍遥散，或小柴胡加栀、芍、丹皮；若怒动肝火而血沸腾，亦用前药；若脾经郁结而血不归经，用归脾加柴、栀、丹皮；若悲伤胞络而血下崩，用四君加柴、栀、升麻。崩漏不止，若不早治，渐至于崩中不息，甚则化为白浊、白淫、血枯、发热劳极之症，不可治矣。

崩漏之疾，乃血大下，岂可为寒？但血去后，其人必虚，当大补气血为主。东垣专主于寒而不言热者亦间而有之，但不知热之甚也。

愚按：天地生人，气与血也。惟外不伤于劳役，内不伤于七情，则气血冲和，主于心，藏于肝，统于脾，气不下陷，血乃升腾，循环经络，荣养百脉，滋生脏腑，有余之血流灌冲任，血海盈溢下为月水。一月一来，不爽其候，如潮之有信也。乃多思多虑而心伤，大怒大郁而肝伤，劳倦饮食而脾伤。夫君主之官伤则血无所主，乃妄行而下；将军之官伤则血无所归，乃不循经而下；仓廪之官伤则血无统摄，乃脱陷而下。顷刻之间，大下升斗者，谓之崩。崩之日久，淋沥不止者，谓之淋。皆以三精亏损，失其禁固之权也。风冷所搏，房劳所触，间有之耳。治法：伤心者，以补心为主；伤肝者，以平肝为主；伤脾者，以补脾为主。佐以升举、止涩、凉血之药可也。若曰：血热而一于凉，血滑而一于涩。吾恐芩、连、栀、柏徒伤胃气，牡蛎、棕灰枉费兜拦①。不究本而末治，未见其能收功于旦夕也。

凡暴崩人事昏沉，汗出不收，六脉微弱，似有似无，气息奄奄，必用人参一二两煎服即苏，不然难救，不可遽投血药，又不可用凉血药。

王汝言②案中，有多食着恼以致血崩者，须用消食药导去其食。此因饮食填塞中气，不能健运、不能统血之故耳。

奇效四物汤　治肝经虚热，血沸腾而崩久不止。

当归　熟地　芍药炒　川芎　阿胶　艾叶炒　黄芩炒，等分③

上每服四钱，水煎服。

凉血地黄汤　治妇人血崩由阴虚不能制火，故血热而崩。

黄芩　荆芥穗各七分　蔓荆子　黄柏　知母　藁本　细辛

① 兜拦：围堵，此指收涩止血。

② 王汝言：即王纶。字汝言，号节斋，浙江慈溪人。明代医学家，著《明医杂著》。

③ 等分：据文义当为"各等分"。

川芎　黄连　羌活　升麻　柴胡　防风各三分　生地　当归各八分　甘草五分　红花少许

上水钟半，煎八分服。

龙骨散　治血崩不止。

龙骨煅　香附炒　当归各一两　棕灰①

上细末，每服四钱，空心米汤调下。

胶艾丸　治血崩，老妇尤效。

香附童便炒，一两　玄胡炒，六钱　阿胶炒，一两　白姜盐酒或米醋炒，八钱　艾叶一两，用糯米糊作饼，瓦上焙干，研为细末

上为末，酒糊丸如梧子大，每服三十丸，盐汤送下。

如圣散　治血崩，三服全愈。

棕榈子　乌梅肉　干姜俱烧存性，为末，各二两

上为末，每服二钱，空心，乌梅汤下。

七灰散　治血崩效，此方专涩。

莲蓬壳　益母草　旱莲草　罂粟壳　腌蟹壳　棕叶　藕节各等分，俱烧灰存性，为末

上末，醋点汤，空心，调服三钱。

又方　治风热血崩。

荆芥穗

上烧焦为末，每服三钱，童便下。

独圣散　治肝经有风热血崩。

防风

上为末，每服二钱，空心，酒煮白面，清饮调下。

又方　用四物汤加荆芥穗、条芩，止血神效。

---

① 棕灰：此处缺剂量。

又方　治脾胃气虚血崩，神效。

白术八钱　白芍三钱

上水煎服，立效。

限外经行

妇人经血，七七限外，气血衰少，仅供一身之养，无有饶余下为月水。若已经断绝，复一旦再来，多因劳心、劳力，又兼多怒，血不循经以养身，而流于冲任，下为月水，此与脱陷相同。治须补中、平肝、养心，用归脾汤、逍遥散、补中益气汤为主，或温，或凉，或提，少少佐之。本源坚固，血不下行，复其循经之旧矣。

愚按：《内经》曰：女子二七而天癸至，七七而天癸绝。外此不再月，理也。如天道秋冬令行，万物归藏，而草木枯槁，无发生之机也。今有妇人，月水既绝于四十九年之前，复来于五旬有余之后，此岂气血有余而然乎？切思年少之人，血盛而藏纳于肝，昼夜运行于经络，养荣乎肢体。养身之血，积于血海，充裕而有余，羡①下为月水，一月一行，此常候也，所谓七欲其损是已。及其垂老，气血既衰，仅可充身，安得有余复为月水？若使复有月水，必其忧劳过伤，或性急多怒，肝气盛满。今既不能纳血，又不能摅②血于诸经以养身，兼以土被木侮，又不能统摄，以致脱陷，非有余如少壮时当来之血也，久而不已，大可畏也。倘有明师洞知治法，在于大补气血，平肝养脾，摄血归经，患妇又能慎起居，戒性澄心以养之，转履霜③为阳和，所可必也。奈何患者多不自重，又且纵

---

① 羡：多余、剩余。

② 摅（shū 书）：散布。

③ 履霜：谓踏霜而知寒冬将至。用以比喻或昭示事态发展将有产生严重后果的可能。此处指病情将危重。

性不已。而时师只以凉涩为治，无远图救本之能，凉涩稍效，辄颂神功，隔月又来，止涩数四，终成不起。一妇人年逾五十，素多怒、多劳，诊得革脉，而左关弦甚，决其病将至。忽口歪、语塞，风木旺也，兼有逾限之经，肝不藏也。理宜慎起居，兼以平心戒性，而药以平肝扶土，犹可全也。奈何多医视之，佥①以凉涩，希其近效，不知拔本塞源之方，后终不起。此可以为不知治本之戒也。又有一等妇人，天质太厚，七七限外亦有经行者，盖因限内未曾断绝也。若既断而后行者，则系病矣。

有崩漏既久，忽然所来者皆白水，何也？经曰：崩中日久为白带。漏下多时，骨髓枯是也。盖经血必假火色而后红，今胃中新液，脾已受伤不能统摄，脱陷而下，故无火色，而所漏者白水耳。此宜补中升固，所当不容缓者。

《心镜》曰：年高妇人漏下赤白，多是忧思过度，气血俱虚，此为难治。必须大补气血，养脾升②固，庶保十之二三。薛氏治年老妇人月事复行，皆大补获安。

一老妇年五十三，血崩久不止，诸药不效，以橡斗子、苍耳草根二物，烧存性，用四物汤加白芷、茅花、干姜，煎汤调服。

苍耳散 治妇人血崩不止。

苍耳草一味烧灰存性，好酒调服，立止，或四物汤调送，亦效。

---

① 佥（qiān 千）：全、都。
② 升：原作"开"，据丛书本改。

唐瑶经验方　妇人五十外经水不止，作败血论。

茜根一两　阿胶　侧柏叶炒　黄芩各五钱　生地一两　胎发三钱，煅

上分六服，每帖水一盏半，煎七分，入发灰服。

附　调经方

妇人经行诸病，多因气盛血虚之故。

调经养血汤　专治妇室气血不和、胎产诸病。盖妇人以血为主，以气先不调，故血脉不顺而诸病生。

香附炒，二两　乌药　砂仁　当归　川芎　白芍酒炒　熟地姜汁浸、焙，各一钱　炙甘草三分

上姜枣水煎服。如气痛加吴萸，如痰多加二陈。

千金调经汤　治经水不调，或曾小产，或带下三十六疾，腹痛口干，或发热，小腹急痛，手足烦热，六腑不调，时时泄血，久不怀孕。

当归　川芎　白芍炒，各二钱　人参　阿胶炒　丹皮　肉桂吴茱萸炒，各二钱　甘草五分　麦冬　半夏各一钱五分

上姜水煎服。

经水先期而来，血虚有热也，当补血清热。

当归一钱五分　川芎　阿胶　黄柏　知母各五分　白芍炒　黄连姜炒，各八分　生地　条芩　香附各一钱　艾叶三分　甘草三分

上水煎，空心①服。

经血过期不来作痛，血虚有寒，治当温经养血。

---

① 心：原脱，据丛书本补。

当归一钱五分　川芎　肉桂　甘草各五分　芍药炒　熟地　香附　莪术　苏木各一钱　红花三分　木通八分　桃仁去皮尖，二十个

上水煎，空肚温服。

经水将来作痛者，血实气滞也，治当行血顺气。

当归　川芎　芍药　生地　黄连　香附　桃仁去皮尖　红花减半　玄胡索　丹皮　莪术各等分

上水煎，空心温服。如发热，加柴胡、黄芩。

经水过期而来，紫黑成块者，气郁血滞也。

当归　川芎　芍药　生地　桃仁　红花　丹皮　青皮　甘草　香附　玄胡索

上水煎服。

经水过期而来，色淡者，痰多也。

当归　川芎　芍药　生地　陈皮　半夏　茯苓　甘草

上姜三片，水煎服。

经水过多，久不止者，成血崩也。

当归　川芎　白芍　生地　白术　条芩　阿胶　茯苓　黑山栀　地榆　荆芥　香附

水煎，空心服。如久不止者，加茅根汁、京墨汁同服。

经行后作痛者，气血虚也。

当归　川芎　白芍炒　熟地　人参　白术　姜炭　甘草

上姜枣水煎服。

经水去多，久不止，发肿满者，是脾经血虚也。

当归　川芎　白芍炒　熟地　茯苓　白术　甘草　砂仁　香附　大腹皮　牛膝　木香

上水煎服。

经水久不行，发肿者，是瘀血渗入脾经也。

当归　川芎　白芍　桃仁　红花　丹皮　干姜　肉桂　厚朴　枳壳　木香　香附　牛膝　玄胡索

上水煎服。

卷 中

胎 前

种子之法在于调经。经若不冷不热，不先不后，经前经后无有作痛，此平和之气血也。气血和，生意盛，未有交而不孕，孕而不育者矣。且男女交媾，天下所同，成男成女，各有所异。何以故哉？古今男女交合，二情胥畅，阴血先至，阳精后冲，血开裹精，阴外阳内，阴含阳胎，而男形成矣；阳精先至，阴血后冲，精开裹血，阳外阴内，阳含阴胎，而女形成矣。又有阴阳均至，非男非女之身；精血散分，骈胎、品胎之兆。大凡人父少母老，产女必羸；母壮父衰，生男必弱。古之良工先察乎此受气偏瘁，与之补剂。补羸女必养血壮脾，补弱男必壮脾节色。羸女宜及时而嫁，弱男贵俟壮而婚。此疾外务内之本也，不可不知。

胎 脉

经云：阴搏阳别，谓之有子。解之者曰：搏者，近也。阴脉逼近于下，阳脉别出于上，阴中见阳，乃知阳施阴化，法当有子。经又曰：手少阴动甚者，妊子也。解之者曰：手少阴属心，足少阴属肾。心主血，肾主精，精血交会，适投于其间则有娠。又三部浮沉正等无病者，有娠也。又左尺脉浮洪者为男胎，右尺脉浮洪者为女胎。两尺脉俱浮洪者为两男，俱沉实者为两女。《脉诀》[1] 云：肝为血兮肺为气，血为荣兮气为卫，阴阳配偶不参差，两脏和通皆类例，血衰气旺定无娠，血旺气衰应有体。又曰：寸微关滑尺带数，往来流利并雀啄，小儿之脉已见形，数月怀胎犹未觉。又曰：左疾为男右为女，流利相通速来去，两手关脉大相应，已形亦在通前语。又曰：两手带纵两个男，右手带横一双女。左手脉逆生三男，右手脉顺还三女。寸关尺部皆相应，一男一女分形证。又曰：左手太阳浮大男，右手太阴沉细女。诸阳为男诸阴女，指下分明长记取。三部沉正等无疑，尺内不止真胎妇。

愚按：近世医家诊视胎脉，皆宗诸家训解，以尺脉为主，然多不验。夫云阴搏阳别，谓之有子。盖言左寸心脉，属少阴经。然左寸，阳位也，其平常之脉浮大而散，阳体也。阴搏阳别者，言少阴心脉忽见沉伏，按之动甚，无复浮大而散之阳体。是以谓之阴脉搏击，而与阳体之平脉为殊别也，为妊子之兆。故曰：阴搏阳别，谓之有子。所以然者，以心主血脉，女人受胎之后，血不下脱，积以养胎，彼荣气所化之血，既皆心之所统，则所见之脉，安得不实盛而不鼓动耶？又《平人气象论》曰：妇人手少阴动甚者，妊子也。《灵枢》诊尺篇亦曰：女子手少阴动甚者，妊子。夫手少阴言左寸心脉也，动者谓滑利摇动不宁静也。如滑利而过甚，则妊子之脉也。及王太仆解经，改手经为足经。夫以手为足，岂不曰怀娠之事当在下体？下体当应尺脉，况胞门子户又在尺也。丹溪朱氏复从而和之：受胎当在脐腹之下，则气当盛于下，故尺鼓击有力，与阳之寸脉殊别也。又谓当兼手足二经。此皆悖经之甚，所不敢遵。夫手少阴脉何以动甚而怀胎？盖心主血脉，既以怀娠，则血养胞胎而不下脱，由是血脉上壅，而所主之脉滑利动摇，故知其妊子也。夫动而过甚，则必生子；如既动而不甚

---

[1] 脉诀：五代高阳生著。

动，则必生女。余常以此脉诊视胎脉，无有不验。《脉诀》云：诸阳为男诸阴女，所言大是。盖浮大动数滑，阳脉见，多生男；沉涩弱弦微，阴脉见，必生女。有六脉俱微，或俱无，身冷自汗而不月者，乃脉道闭塞而成胎，然多是女胎。设若轻取若动而重取则否，或指下弦滑而稍按即空，或动而不流转，如迎刃他部，时见怪状，而本部独不流动，此则月信虽停，必是气血为病，皆不可误认为胎脉也。

无子之因

男女均有精。_{附种子方}

夫有夫妇必有生育，天地间之常也。今有妇人，容貌起居如常，又无大病，月水依期，自少迄壮，绝不生育。薛氏曰：丹溪云人之育胎者，阳精之施也。阴血能摄精成其子，血成其胞，胎孕乃成。今妇人无子者，卒由血少，不足以摄精也。然欲得子者，必使补其精血无使亏欠，乃可以成胎孕。若泛用秦桂丸等剂戕脏腑，祸必旋踵矣。窃谓妇人之不孕，亦有因六淫七情之邪有伤冲任，或宿疾淹留传遗脏腑，或子宫虚冷，或气旺血衰，或血中伏火，又有脾胃虚损不能荣养冲任，更当察其男子之形虚实何如。有肾虚精弱不能融育成胎者，有禀赋原弱、气血虚损者，有嗜欲无度、阴精衰惫者，各当察其原。而治之大要，当审男女之尺脉。若左尺微细，或虚大无力者，用八味丸；左尺洪大，按之有力者，用六味丸；两尺俱微细，或浮大者，用十补丸。若误用辛热燥火，不惟无益反受其害矣。无子者，其因不同，不独妇人之无生也。或风水不利，或夫妇年命相克，或夫妇俱有疾病。夫风水年命，非药可救。若夫疾病，必须药治。不生子而治妇人，人知之矣，然独非男子之故哉？男子有肾虚精滑，有精冷精清，或临事而不坚，坚即流而不射，有盗汗梦遗，有便溺淋涩，有腰惫不能转摇，有好色以致阴虚，有劳热，有虚寒者，诸如此类，必按症治之以药，犹可育也。盖无山不草木，无地不生物，要在栽培而灌溉之，生机勃然不可遏也。又有人所不及知，而已所独知，不语诸人，不疗以药，先辈无剖露之言，后世昧治疗之法，终于孤独，委之天命，良可悲哉！予故吐露其理，以示诸人。男子之交，交其神也，交其精也。神交而精不交，何以成形？既交而即泄，则阴精之后至也，犹或可以成女。有等宫墙外望，不睹室家之好，垂首而返，两无缱绻之情，是神与精两不交也。夫两石相击而后火生焉，两不交而何以成生育哉？观此则难独咎于妇人矣。世人若有是病，急求治疗，毋诿诸天。生育之道，男女各输其精，然后成形，非男精女血之谓也。予尝以其理而详辨之。《黄帝素问》曰，女子二七而天癸至，七七而天癸绝；男子二八而天癸至，八八而天癸绝。然男女均称为天癸，则男女均有精也。世人认男子之精为天癸，以其所见于外者言也。认女子之血为天癸，亦以所见于外者言也。予思女子之经行，乃真精之充长，故经血之外见，因经行而知天癸至矣。若以经血即为天癸，则男女之身，尺寸之肤，皆有血养，则尺寸之肤皆天癸耶？特以女子属阴，血有余而月脱；男子属阳，血不足而无下也。按《上古天真论》曰，由是男女交媾，各输其精，胎孕乃成。若云男输精，女输血，岂理也耶？果使女输血而无精，何古圣历历言之耶？《易》曰，阴精阳气，聚而成物。又曰，男女媾精，万物化生。又曰，二五之精，妙合而凝。《灵枢·决气篇》曰，两神相搏，合而成形，常先身生，是谓之精。盖精者，五脏六腑之真液，内含生气，而具有魂魄神意志，故能施化而成形也。《心印经》① 亦云，人各有精，精各有神，神合其气，气合其真。《子华子》② 云，生之所自谓之精，两精相薄③谓之神。《关尹子》④ 亦云，两精相薄而神应之。历观古圣先贤之言，未曾有以血言者也。知此则知女人天癸为阴之精，男之天癸为阳之精，而成胎非血有明据矣。且肾为藏精之所，男女皆有肾，则皆有精藏焉，未闻女子之肾所藏者独血也。肾之所藏者非血，而交感以施泄者独为血，万万无是理也！有志斯道，惟细详之，毋学侏儒观场，随众喧喝可耳！

妇人受胎，气血壮健，略无少病，月经如期，一交而孕者，常也。有艰于子嗣者，经水不调之故耳。经水不调，真精不足可知矣，焉能妙合而凝耶？然有生平多病之妇，常卧衽席之间，亦能生子，此肾中阳气先天禀素旺也。亦有月经先期一二日者受胎，若先期多日并逾期者，万无受孕之理也。或曰，妇人受胎，大都必气血壮盛者。今有劳怯之妇，气血已大虚矣，胡⑤为反能成胎？答曰：此如枯木，犹有生意未绝，开花结果，终致萎谢，不成正果也。夫劳怯之妇血已干涸，结胎者，肾之真精犹未尽乏也。此见生子，不在于血矣。

① 心印经：全称《高上玉皇心印经》。唐代气功内丹术著作，不著撰人。

② 子华子：春秋战国时期诸子百家著作之一。

③ 薄：通"搏"。搏击，拍，击。《淮南子·兵略》曰："击之若雷，薄之若风。"

④ 关尹子：春秋战国时期诸子百家著作之一。

⑤ 胡：原作"故"，据丛书本改。

凡求子者，交会之禁，固所当遵。转女为男，理之所有。其受孕以一、三、五日为男，二、四、六日为女，理之常也。然其化生之妙，恐未必然也。过六日不成胎，尤未必然也。若妇人怯弱，经既净后，元气未复，生意不浓，直至十二三日后，精神稍复，交感方娠。不然，虽一、三、五日亦罔益也。大抵阳精先泄则成女，阴精先至则成男，此不易之确论也。

附　种子方

滋阴百补丸　治妇人劳伤气血，诸虚百损，五劳七伤，阴阳不和，乍寒乍热，心腹疼痛，不思饮食，尪羸乏力。

香附一斤，分四制　益母草半斤，火焙干，另为末，不见日并铁器　炒玄胡索二两　当归六两　川芎　熟地　芍药炒，三两　人参二两　白术　茯苓各四两　炙甘草一两

上末，蜜丸，梧子大，每服六七十丸，空心，白汤送下。

螽斯[①]丸　治妇人赤白带下，经候不调，或前或后，行时小腹作痛，腿膝麻痹，腰腹疼痛，子宫不能摄受。

生地　熟地　当归各四两　陈皮　五灵脂　苏木　红花各一两　白茯苓　川芎　赤芍　枳壳　黄芩　青皮　玄胡索各二两　制香附一斤　干姜炒，五钱

上末，用艾汤入醋一盏，打糊为丸，如梧子大，每服五六十丸，白汤送下。

滋血暖宫丸　气血不足服此药，无不孕者。

---

①　螽（zhōng中）斯：绿色或褐色昆虫，善跳跃，吃农作物。雄的前翅有发声器，颤动翅膀能发声。《诗经》中用螽斯比喻子孙众多。《诗经·周南·螽斯序》："螽斯，后妃子孙众多也，言若螽斯不妒忌，则子孙众多也。"

香附制，十二两　当归二两　艾叶酒煮晒干　白芍酒炒　川芎
熟地　阿胶炒

上末，醋糊丸，梧子大，每服百丸，空心，淡醋汤下，以
食压之。

妙应丸　治妇人气虚痰盛，满溢子宫，不能受精，肥胖妇
人服此大效。

苍术米泔浸，酒炒　人参　黄芪蜜炙　白术土炒　生地　陈皮
半夏　当归　茯苓各一两　滑石　炙甘草各七钱

上末糊丸，梧子大，每服五十丸，空心姜汤下。

加味养荣丸　此药能使妇人速孕，且无小产之患。

熟地　当归　白术各三两　白芍　黄芩炒，各一两五钱　川芎
人参　茯苓　香附　陈皮去白　麦冬　贝母各一两　阿胶炒　炙
甘草各五钱　黑豆四十粒，炒去壳

上末，蜜丸，梧子大，每服八十丸，食前温酒或盐汤任下，
忌诸血。

神效墨附丸　治久不孕育，月经不调及数堕胎甚效。

香附一斤，四制　艾叶四两　醋四大碗，同香附捣烂，捏饼如钱，
新瓦烙干，研末　熟地　当归　川芎　人参　茯苓　南木香各一两
京墨一两，火煅烟尽，醋淬

上末，糊丸，梧子大，每服六十丸，空心，温酒下。

八珍益母丸　专治气血两虚，脾胃虚弱，饮食少思，四肢
无力，月经违期，或先期而至，或腰腹胀，缓而不收，或断或
续，或赤白带下，身作寒热，服之无不效。一月之后即可受胎，
甚者服药一斤，必对期受孕。

益母草四两　人参　白术土炒　茯苓　炙甘草　川芎　白芍
醋炒　熟地酒蒸

上末，蜜丸，弹子大，空心，蜜汤下一丸。如作小丸，则丸如小豆大，每服七八十丸。如脾胃虚寒者，加砂仁一两，姜炒；如腹中胀满者，加山楂肉一两，饭上蒸，晒。

经验种子方

人参一两二钱　白术二两　茯苓一两五钱　炙甘草五钱　当归二两　川芎一两　芍药一两五钱　熟地四两　鹿角霜一两五钱　阿胶一两　玄胡索　破故纸　杜仲　牛膝　黄芩　桑寄生各一两　香附四两，四制　益母草末，四两　枸杞子二两　麦冬一两五钱　山药二两　黄芪一两五钱

上除熟地酒蒸烂另捣外，余共为末，蜜丸，梧子大，每服一百丸，空心，淡盐汤下。

以上治女。

聚精丸　精清薄者用之，神效。

鱼鳔八两，切细，面炒成珠，再加酥油，炒黄色　当归一两，炒黄色　沙苑蒺藜一两，炒黄色

上为末，蜜丸，梧子大，每服五十丸，空心酒下，或盐汤下。人年四十以外，加童便煮大附三钱。服药忌鱼。

老龟丸　专补原阳精髓，腰肾强健，委可兴，速①可久，兼治五劳七伤，乌须种子，神效。

龟半斤以上者一个，清水煮熟，去甲用肉，以好酒浸，火干，研末　人参一两　羖羊肝四两，煮熟　韭菜根去须干，二两　菟丝子酒煮，二两　当归　枸杞子　银杏仁去衣、心　莲肉去心，各二两

上末，入羊肝、龟肉，捣千余下，丸梧子大，空心白汤或酒送百丸。

---

① 速：指男子早泄。

种子鹿兴①丸

鹿兴三条，酒炙熟，锉片，用头男胎人乳浸晒七次　蜜鱼胶一个，淡者佳，约重二三两，切片，铜锅炒干，发泡时加豆酒一碗，以干为度　沙苑蒺藜四两，微炒　川归　白芍各四两　菟丝子二两

上为细末，蜜丸，如梧子大，每服四五十丸，陈酒送，早晨及临卧服。忌葱、韭。

延寿丹

黄狗肾三副，酥炙　黄芪二两，蜜炒　山药二两　人参四两　山萸肉三两　鹿茸二对　鹿角胶三两　枸杞子三两　杜仲二两半　鹿跑草三两　茯苓三两　破故纸　天冬　锁阳　仙茅各二两　紫河车二具　牛膝　五味子各一两　熟地　沙苑蒺藜　菟丝子　丹皮　鱼鳔面炒成珠，加酥油炒黄，各四两

上为末，蜜丸，梧子大，每服百丸，空心，白汤下。

资始乾健丸　男子少病而无子宜服。

秋石　鹿角霜各四两　人参　枸杞子　山萸肉　麦冬　天冬杜仲姜炒　生地　熟地各二两

上为末，老米面糊为丸，如桐子大，每服五十丸，空心白汤下。一月后，俟女子月经净，男子空心服车前草汤半盏，交即有孕。

端效丸　治元气不足，肾虚阳脱，易萎易泄，尺脉微弱，壮阳益气，补虚添精。

菟丝子　枸杞子　破故纸酒炒　韭子炒　茴香盐炒　穿山甲京墨煅　远志　莲蕊　红花　莲肉　母丁香　芡实　牛膝酒洗木香各一两　巴戟天酒浸，去心　益智仁　川楝肉　青盐　沉香

---

① 鹿兴：鹿鞭。

上为末，酒糊丸，桐子大，每服五十丸，空心，酒或盐汤下。

还少丹 尺脉细微，阳事痿弱，精气不射，无子。

熟地 枸杞子各一两五钱 川牛膝 制远志 山药 山萸肉 白茯苓 川巴戟 五味子 石菖蒲 楮实子 肉苁蓉酒洗 杜仲姜炒 茴香炒，各一两

上末，蜜和枣肉，丸梧子大。每服五十丸，食煎①温酒下，或盐汤下，日三服。

加味虎潜丸 肾脉虚弱，精神短少，腰膝无力，此药健筋骨，补肾壮精。

人参 黄芪蜜炙 白芍 当归 山药各一两 锁阳酥炙 虎骨酥炙 龟板酥炙 菟丝子 补骨脂炒 杜仲姜炒 五味子各七钱半 牛膝酒浸，二两

上末，蜜共猪脊髓，丸梧子大。每服七十丸，空心盐汤下。

滋阴大补丸 肾虚微弱，阴阳两虚，补阴和阳，生精益血，润肌泽肤，强筋壮骨。

牛膝 山药各一两五钱 杜仲 山萸肉 巴戟 肉苁蓉 五味子 茯苓 茴香炒 远志 石菖蒲 枸杞子各五钱 熟地二两

上为细末，炼蜜和红枣肉为丸，如梧子大，每服七十丸，空心，酒或盐汤下。

以上治男。

论 子 宫

愚按：《易》曰，男女媾精，万物化生。又曰，乾道成男，坤道

---

① 煎：据文义当为"前"。

成女。又《内经》曰，胞门子户，为受胎之所。丹溪云阴阳交媾，胎孕乃凝，所藏之处，名曰子宫。一系在下，上有两歧，一达于左，一达于右，精胜其中，则阳为之主，受气于左子宫，而男形成；精不胜血，则阴为之主，受气于右子宫，而女形成。夫男左女右，阳左阴右，天地之定位也。以左右分男女之受胎，固揆之以天地间之常理耳，似或可信者。然自予思之，亦不能无疑焉。假使人生一男，必左子宫之所受也，无庸议矣。人生一女，必右子宫之所受也，亦无庸议矣。至于骈胎同生二男，则右子宫亦可以成男矣。一乳①二女，则左子宫亦可以成女矣。吾恐左男右女，既一定而不可易，安得阳成阴，阴成阳，左易右，右易左耶？且又有说焉，按国朝天顺时，扬州民家一产五男，皆韶秀。又汝宁秀才燕生妻一产三男。知州陆人杰榜境内同时一产三女者妻之。又当涂县吴伦妻一产三男一女，及不佞所目睹耳闻，二男二女，三男三女，不可胜记。然则二男二女者，犹曰子宫左可男而右可女也。其五男，三男，三女，并三男一女者，岂妇人之子宫，或有五而生五，或有四而生四，或有三而生三也？不然，则生五者，余三无所着；生四者，余二无所着；生三者，其一受于何所耶？故知子宫有二，左男右女之说，为诞而不经，甚矣。愚谓独男独女，生理之常；骈胎、品胎，生理之异。如莲开并头，果生双子，木之连理，瓜之同蒂，核之双仁，卵之二黄，鱼之比目，鸟之比翼。虎一交而生，兔望月而孕，与夫周生八士，四乳各二，盖有不期然而然者，非常理也。岂曰胞门子户，必其左成男而右成女哉？此理之所必无者也。理必无而丹溪言之，乃一时信口之谈耳。不然，则丹溪而生有窥垣之圣？如秦越人者，能知五脏癥结，妇人子宫，或一或二，或左或右。何不一一剖晰，著为其说，以垂示万世，必待丹溪出而始言之耶？又按云南永昌军民府有九岭，在城南相传有一妇浣絮马罗池，

---

① 乳：产，生育。

触沉木有感，因妊产九男，后沉木化为龙，众子惊走。惟季子背龙而坐，因砥其背，蛮语谓背为九，谓坐为隆，故名九隆，长而黠，遂推酋长。又有一妇生九女，九龙兄弟妻之。夫观此一产九男，一产九女，益知左右子宫有二之说，为不足信矣。

妊娠恶阻

恶阻者谓呕恶阻其饮食是也。由妇人胃气怯弱，中脘停痰，受孕之后，经血既闭，饮血相搏，气不宣通，遂致肢体沉重，头目昏眩，恶闻食气，好食酸咸，多卧少起，甚作寒热，心中愤闷，呕吐，恍惚不能支持。治宜豁痰导水，理气养血。

薛云：若中脘停痰，用二陈加枳壳；若饮食停滞，用六君子加枳壳；若脾胃虚，用异功散；若胃气不足，用人参橘皮汤；兼气恼加枳壳；胸胁胀闷再加苏梗；肋痛加柴胡；若饮食少思，用六君加紫苏、枳壳；头晕体倦，用六君子汤；若脾胃虚弱，呕吐不食，用半夏茯苓汤，盖半夏乃健脾气、化痰涎主药也。脾胃虚弱而呕吐，或痰涎壅滞，饮食少思，胎不安，必用茯苓半夏汤，倍加白术。然半夏、茯苓、白术、陈皮、砂仁，善能安胎气，健脾胃，予常用有验。恶阻以闻食气而呕恶，责之脾虚；呕吐以食入复出，责之有火。所谓诸逆冲上，皆属于火也。此是厥阴之血既养其胎，少阳之火虚而逆上也。

愚按：恶阻之病，虽妇人之常，元气壮盛者，但嗜酸咸爽口之物，呕恶头晕，或间有之耳。若呕恶不止，全不进食，其胎或有不能安者。

白术汤 治脾虚恶阻吐水，甚至十余日粥浆不食，入口即吐。

白术炒，一钱　人参五分　丁香　甘草各二分上姜水煎服。

人参橘皮汤　治恶阻呕吐痰水，饮食少思，肢体倦怠。

人参　橘红　白术炒　麦冬　茯苓各一钱　厚朴　炙甘草各五分

上加竹茹、姜，水煎服。

保生汤　治妊娠恶阻，少食呕吐，或兼吐泻作渴。

人参一钱　炙甘草　白术炒　香附　乌梅　橘红各五分

上姜水煎服。

安胎饮　治体倦恶食，或胎动腹痛，或下血发热。

炙甘草　茯苓　当归　熟地　川芎　白术炒　黄芪炒　半夏　阿胶　地榆各五分

姜水煎服。

又方　治恶阻。

陈皮　半夏　砂仁　当归　黄芩　柴胡各八分　川芎　苏梗　枳壳　厚朴各七分　香附一钱　甘草三分

上姜水煎服。

参术饮

人参五钱　白术一两　炙甘草五钱　藿香三钱　陈皮四钱　丁香二钱五分

恶心加炙干姜，胸膈不宽加枳壳。

上为末，每用二钱，姜五片，水一钟，煎七分，温服。

又方　砂仁为末，每服二钱，姜汤或米饮调下。

又有时时恶心，呕吐水谷，兼又吐蛔，此胃气虚寒，可用理中汤加乌梅、花椒之类。

妊娠痰逆不食

妊娠痰逆不食者，乃水饮停积结聚为痰。轻者妨食呕逆，甚者腹痛伤胎，皆由胃气不健，或风冷外乘所致，此阻为甚。三月恶阻，病有痰涎流不绝者，此乃脾虚不能约束津液也，当健脾自愈。

薛云：因饮食停滞，用半夏茯苓汤加枳壳，气恼加柴胡；因痰壅滞，用半夏茯苓汤加白术；因风寒外伤，参苏饮；伤饮食腹胀，用香砂六君子汤；寒热呕吐，人参养胃汤。

半夏茯苓汤 治妊娠脾胃虚弱，饮食不化，呕吐不止。

半夏泡，炒黄色　陈皮各一钱　茯苓二钱　砂仁炒一钱　炙甘草五分

上姜枣水煎服，二三剂后用茯苓丸。

茯苓丸 治妊娠烦闷恶心，闻食气呕逆，或胸腹痞闷。

赤茯苓　人参　桂心　炮姜　炙甘草　半夏泡，炒黄　橘红各二两　白术炒　葛根　枳壳各二两

上为末，蜜丸，梧子大，每服五十丸，米饮下，日三服。

香砂六君子汤 治饮食所伤腹胀，即六君子汤加香附、砂仁见月水不断。

参苏饮 治妊娠感冒。

人参　紫苏　前胡　半夏　葛根　茯苓　陈皮　枳壳　桔梗　木香　甘草

姜水煎服。

人参养胃汤 治外感风寒，内伤饮食，寒热头痛，或作疟疾。

半夏　厚朴　橘红各八分　藿香　草果　茯苓　人参各五分　炙甘草三分　苍术一钱

上姜梅水煎服。

胎动不安

妊娠胎动不安，或饮食起居，或冲任风寒，或跌仆击触，或怒动肝火，或脾气虚弱，或房室过度，或登高上下，风攻产户，入于子宫，当各推其因而治之。若因母病而胎动但治其母；若因胎动而母病，惟当安其胎，转动为安，重者必致伤堕。

薛云：胎气郁滞者，用紫苏饮；脾气虚弱者，六君子汤加苏、壳；郁伤脾者，归脾汤加柴、栀；怒伤肝脾者，四七汤加芎、归；怒动肝火者，加味小柴胡汤；若胎已死，急用平胃散加朴硝腐化之。

紫苏饮　治子悬腹痛，或临产惊恐气结，连日不下，或大小便不利。

当归　甘草　人参　大腹皮黑豆水浸泡　川芎　陈皮　白芍炒，各五分　紫苏一钱

姜葱水煎服。

一孕妇累日不产，催药不验，此坐草①太早，心怀畏惧，气结而血不行也，用此饮，一服便产。

一妇人孕七月，上冲腹痛，面不赤，舌不青，乃子悬也，亦用此饮而胎母俱安。

钩藤散　治妊妇胎动腹痛，面青冷汗，气欲绝者。

钩藤　当归　茯神　人参各一钱　桔梗一钱五分　桑寄生八分

水煎服，烦热加石膏。

黄芪汤　治气虚胎动，腹痛，下水。

糯米一合　黄芪炒　川芎各一两

---

① 坐草：指妇女临产、分娩。

上水煎，分三份。

顺气饮 予服之安胎。

苏叶　木香　人参　草豆蔻　茯苓　大腹皮各一两，若气虚者不用①　炙甘草五钱

每服三钱，苎根三寸，糯米少许，水煎服。

安胎寄生汤 治妊娠下血，或胎不安，或腰腹作痛。

桑寄生　白术各五分　茯苓四分　甘草一钱

上水煎服。

四物汤见错妄

加熟艾、阿胶、茯苓。

六君子汤见月水不断

加紫苏、枳壳。

归脾汤见调经

加柴胡、栀子。

四七汤见错妄

加川芎、当归。

加味小柴胡汤见调经

平胃散

苍术　厚朴　陈皮　甘草

上姜水煎服。

漏　胎

妊娠经水时下，名曰漏胎。此是阴虚不足以济火，气虚不

---

① 不用：原文中不用的药物指代不明。据前面各药的性味功能，可能指大腹皮。《本草经疏》记载，大腹皮性烈，破气最捷。

足以固血，故有此患，以胶艾丸治之。阿胶、地黄、芎、归以益其血，黄芪、艾叶、甘草以固其气，血以养之，气以固之，止漏之治在是矣。又妇人荣经有风，则经血喜动。经曰，风胜则动，则血室不宁是也。治以防风、黄芩、山栀，自愈矣。

薛云：若因风热，用防风黄芩丸；若因血热，用加味逍遥散见调经；若因血虚，用二黄散；若因去血太多，用八珍汤见调经，未应，补中益气汤；若因肝火，用柴胡山栀散；若因脾火，用加味归脾汤见调经；若因房事，下血作痛，用八珍汤加阿胶、熟艾；若因脾胃虚弱，用补中益气汤加五味子；若脾胃虚陷，前汤内倍升、柴；若晡①热、内热，用逍遥散。

愚按：世医遇下血、漏血，以血热则行，动用芩、连、栀、柏一切凉血之药。不应，又以血滑则行，动用牡蛎、棕灰一切止涩之药。非徒无益而反下多，以止涩、寒凉，反伤脾胃也。盖血生于脾，又统摄于脾，归于肝而藏于肝，脾气困弱，不生不摄，肝有怒火，不归不藏，不用治本之药，而徒以寒涩末治，扬汤止沸，徒费手力，吾未见其有一效也。

二黄散 治漏胎下血，或内热、晡热，或头痛头晕，或烦躁作渴，或胁肋胀痛等症。

生地　熟地

上为末，每服三钱，白术枳壳汤下。二黄须杵膏为丸，庶药不枯槁而有力也。

胶艾丸 不问月数深浅，安胎。

熟地二两　艾　当归　川芎　甘草　阿胶各三两　黄芪一两

上每用三钱，水煎服。

---

① 晡（bū逋）：申时，即午后三点至五点。

防风黄芩丸 治肝经有风热，致血崩、便血、尿血。

条芩炒焦 防风

各等分为末，酒糊丸如梧子大，每服三五十丸，食前米汤下。

柴胡山栀散 即后二方

栀子清肝散 治三焦及肝胆经风热，耳内作痒，或生疮出水，或胁肋胸乳作痛，寒热往来。

柴胡 山栀炒 丹皮各一钱 茯苓 川芎 芍药 当归 牛蒡子炒，各七分 白术 甘草各五分

上水煎服。

柴胡清肝散 治肝胆三焦风热怒火，以致项胸作痛，或头目不清，或耳前后肿痛，或寒热体疼。

柴胡 黄芩炒，各五分 人参 山栀炒 川芎各一钱 连翘桔梗各八分 甘草五分

上水煎服。

卒然下血

妊娠卒然下血者，因冲任脉虚，或因劳役喜怒，饮食生冷，触胃风寒，或冷热不调，卒然劳动，故血卒下，腰腹疼痛。

薛曰：若因怒气，用小柴胡汤；若因风热，用一味防风丸；若因血热，用一味子芩丸；若因脾气虚弱，用六君子汤；若中风下陷，用补中益气汤；若气血盛而下者，不用服药。

安胎饮 治卒然腰痛下血。

熟地 艾叶 白芍炒 川芎 黄芪炒 阿胶炒 当归 炙甘草 地榆各五分

上姜枣水煎服。

子芩丸 治肝经有热，致血妄行。

细条芩

上为末，每服一钱，以秤锤烧赤，淬酒热调服，若脾胃虚不宜用。

防风丸 治肝经有风，以致血得风而流散不归经。

用防风一味。

上为末，每服一钱，白汤调下。

防风黄芩丸 见上条

妊娠惊动跌仆胎漏

妊娠惊仆漏胎，乃怀娠之时，或从高坠下，伤损胞络，或甚至于下血。其母面赤舌青，无沫出者，子死母活；唇口俱青，沫出者，母子俱死；面青舌赤沫出，母死子活；如僵仆，无血下，轻者犹可救之。

薛云：若惊动跌仆，或手足抽搐，用钩藤汤；若因气滞，用紫苏饮；若因脾胃气虚，用六君子加苏梗；若郁结伤脾，用归脾汤；若郁怒伤肝脾，用四七汤加芎、归；若去血过多，用佛手散；如不应，胶艾汤；气血虚，八珍汤加胶艾。

佛手散 胎痛服之即安，胎损服之立下。

当归　川芎各五钱

上酒煎服，如血崩昏晕，水煎。

又方 治妊娠从高坠下，腹痛下血。

生地　益母草各二钱　当归　黄芪炒，各一钱

上姜水煎服。

胶艾汤 治妊娠顿仆，胎动不安，腰腹疼痛，或胎上抢，去血腹痛。

阿胶炒，一两　熟艾叶数枝

水三碗，煮二碗，分三服。

又方

带壳砂仁炒

上为末，每服二钱，米饮下，热服即安。

安胎饮见下血

又方　治寒邪所犯，心腹作痛。

桂枝　芍药　半夏各一钱　茯苓　厚朴　枳壳　甘草各五分
人参　紫苏各一钱

上姜枣水煎服。

钩藤汤见胎动

子　悬

妊娠胎上逼，胀疼闷绝者，子悬也。若将养如法，则气血调和，胎安而易产；否则胎动气逆，胀满疼痛，临产亦难，甚至危矣。

愚按①：此症乃下焦气举胎而上也，故用紫苏、陈皮等流其气，归、芍利其血，气流血利，而胎自下矣。

误服毒药胎动

妊娠误服毒药动胎气，其人憎寒，手指、唇口、爪甲青白，色黄黑，或上抢心，闷绝，血下不止，冷汗自出，喘满，宜用甘草、黑豆、淡竹叶煎汤治之。

---

① 愚按：原脱，据丛书本补。

心　痛

妊娠因风邪痰饮乘于心，邪气搏于正气，或饮食所伤而作痛，或怒动肝气而作痛，或口食冷物，或身冒冷气，皆能作痛，大抵是胃脘作痛，非真心痛也，治者当审其因而药之。

心　腹　痛

妊娠心腹痛者，或因宿有冷疾，或新触风寒，脏虚邪正相击，随气而行，冲心则心痛，攻下则腹痛，痛击胞络必致动胎，甚则伤堕。

愚按：妇人心性多不和平，忧思忿怒之气恒郁于中，发为诸痛；饮食所伤，间而有之；风寒所触，十中一二。其肝脾气滞者，用二陈加山楂、栀子、青皮、木香，或以六君加升麻、柴胡、木香治之。

当归芍药汤　治妊娠心腹急痛。

白芍　当归　茯苓　白术　泽泻各一钱　川芎二钱

上水煎服。

阿胶散　治胎动腹痛。

茯苓　白术　川芎　阿胶各一钱　当归　陈皮各一钱　炙甘草三分

上姜枣水煎服。

又方　治胎动腹痛欲落。

上等银一斤　茅根二斤，去黑皮

水五碗，煮取三碗，入清酒一碗，并茅根，煎数沸，徐徐服，立安，金银首饰亦可。

腰腹背痛

肾主腰足，因劳役伤损其经，以致风冷乘之，入腰则腰痛，乘腹则腹痛，其痛相引，背痛盖肾以系胞，痛甚则胎堕也。

薛云：外邪所伤，用独活寄生汤；劳伤元气，用八珍加杜仲、砂仁、胶、艾；脾肾不足，以前药加白术、补骨脂；气血郁滞，用紫苏饮见胎动，加枳、桔；肝火所动，用小柴胡加白术、枳壳、山栀；肝脾郁结，用归脾加柴胡、枳壳。

独活寄生汤

独活　桑寄生　续断　杜仲　细辛　牛膝　秦艽　茯苓
白芍　桂心　川芎　防风　人参　熟地　当归　炙甘草各五分
上水煎服。

小 腹 痛

妊娠小腹痛，由胞络虚，风寒相搏，痛甚亦令胎动也。

愚按：小腹乃肝脉所络，大抵肝肾阴虚能令小腹作痛，故治用大剂熟地、黄柏、青皮则安。然而妇人多性气，常多恼怒，肝气郁滞，则小腹作痛者为多，治以平肝解郁则愈矣。若风寒所搏等症，间有之耳。

心腹胀满

妊娠心腹胀满者，若外感风寒，内伤饮食，用藿香正气散；若食伤脾胃，用六君子汤；若阳气壅滞，用紫苏饮。

愚按：前症有中气虚甚，无力健运，以致填塞①中宫，痞满而不通泰者；有脾土本虚②，复有肝气所乘，以致胀满不舒快者；有阴火上冲，填塞而胀，似有余者。

---

① 填塞：原脱，据丛书本补。
② 脾土本虚：原作"脾本土虚"，据丛书本改。

藿香正气散

藿香　大腹皮　紫苏　茯苓　白芷　陈皮　白术　厚朴
半夏曲　桔梗　甘草

上姜枣水煎服。

妊娠中恶

妊娠若忽然心痛，闷绝欲死者，谓之中恶。盖因气血不足，
精神衰弱，故邪毒得以中之也。

薛云：前症当调补正气为善，用金银藤一味，煎汤饮之。

又方　治前症。

生地二钱　枳壳一钱　木香三分

上酒煎服。

妊娠堕胎并胎不长大

愚按：二症皆娠母气弱血虚之故。气虚则不能固胎，血虚则不能
荫胎。譬诸草木果实，全赖地土肥厚则得其力荫，方能长大成熟。虽
风雨摧，不致殒落，根深则蒂固也。如土硗则木瘁，木瘁则果落，纵
使不落，则果亦细小不大。治在培养元气，则根本牢固，纵有剪伐之
伤，必无堕落之患，自然日新月茂矣。如娠母气血俱虚，用八珍汤；
如脾胃虚，饮食少，不能生血气，用补中益气汤。

妊娠咳嗽

愚按：咳嗽一症，孰不曰肺感风寒乎？肺受火邪乎？散风寒，清
火热是矣。岂不曰肺为诸脏之华盖也，风寒暑湿为外邪皆得而犯之，
五劳七伤为内邪均得而侵之。外来之客感，祛而散之易易耳；至于肾
虚之阴火，非以补阴之药不可也；怒火之刑金，非以平肝之药不可
也。肺金之自虚，非以补肺之药不可也。若不能区别，而概曰肺病

也，专于治肺，欲其投剂而止嗽，难矣！肾虚火炎刑金，用六味丸加牛膝、故脂、桑皮；怒火焚金，必用小柴胡加归、芍、胆草、香附、山栀、麦冬；本脏自病虚症，必用参、术、芪、归、麦冬五味。若认得的确，投剂立安，此治嗽之确见，幸毋忽焉。

吐血衄血

妊娠吐血由七情脏腑所伤，气逆于上，致血上溢不止，心闷甚者多死，或堕胎也。宜用《局方》必胜散。

薛云：若肝经怒火，先用小柴胡、山栀、生地，次用前药合四物，后用加味逍遥散。肝经风热，防风子芩丸；心经有热，朱砂安神丸；心气不足，补心汤；思虑伤心，妙香散；胃经有火，犀角地黄汤；膏粱积热，加味清胃散；郁结伤脾，加味归脾汤；肺经有火，黄芩清肺饮；因气郁滞，紫苏饮子；气不摄血，用补中益气汤；肾经虚火，加味六味丸。

朱砂安神丸

朱砂飞过，五钱　黄连六钱　炙甘草五分　生地　当归各一钱五分

蜜丸，小豆大，每服一钱，滚白水下。

补心汤

茯苓四两　桂心　炙甘草各三两　紫石英煅　人参各一两　大枣廿枚　麦冬去心，三两　赤小豆廿四粒

上水七升煎二升半，分三服。

妙香散

炙甘草五钱　远志炒，一两　辰砂另研，三钱　麝另研，二钱山药炒，一两　人参五钱　木香二钱半　茯苓　茯神　黄芪各一两桔梗五钱

上末，每服二钱，温酒下。

犀角地黄汤

犀角镑　生地　白芍　丹皮各一钱

上水煎服。

加味清胃散

川连钱半　当归　生地　丹皮各一钱　升麻二钱

加犀角、连翘、甘草。上水煎服。

黄芩清肺饮

黄芩炒　山栀炒，各一钱

上水煎服。

必胜散

熟地　小蓟并根用　人参　蒲黄炒　当归　川芎　乌梅肉各等分

上水煎服。

子　烦

妊娠子烦，以四月受少阴君火之气以养精，六月受少阳相火之气以养气，所以有此。又有不拘此二月，若烦闷，由娠母将理失宜，七情感伤，心惊胆寒，多有此症。脏腑虚而热乘于心，曰心烦；但烦热而已，曰虚烦；有痰饮而呕吐涎沫，五心烦热，曰胸中烦。

愚按：有云子烦者，怀子有烦闷也，责心肺有热故。用犀角凉心，地骨皮退热，条芩泻火，麦冬清金，赤茯苓导赤，甘草和中而愈矣。然有肾虚者，则水不制火，上乘于心，发为烦心。盖肾子通于肺母也，须大剂补水制火，方有效耳。

烦躁面赤口干

妊娠烦躁，面赤口干者，盖足太阴脾经其气通于口，手少阴心经其气通于舌，脏腑不调，气血不和，以致内热乘于心脾，津液消铄，故令心烦口干也。与子烦大同小异。

愚按：娠母身中大热烦躁，日夜不寐，呕吐痰涎，米谷水浆入口即吐，多日不曾下咽，六脉洪大急数，一似有余热症，似宜寒凉泻火乃为正治。医用寒凉，芩、连、栀、柏之类，火不少退，更用犀角、地黄，热反倍甚，前症益增，坐卧不安，只可人扶而立，视其六脉空大，乃假热，非真火也。以肝肾之阴虚极，火厥上矣。理应大补肾肝之阴，佐以引火归经之品，斯火敛归经而诸症陡息矣！用六味地黄加减治之。

中　风

愚按：中风一症，西北苦寒之地，人有触冒其杀厉严凝之气，乃成中风；东南之方，阳气常多，真中风寒者，十不一二，乃类中风耳。中痰、中火、中气、中暑、中湿等症，外症相似，而病源各异，男子且然，而况妇人居家室之内，处帷幕之中，而有真中风寒者乎？虽有厥逆、口歪、舌强等症，亦不遽①投风药，宜详其致病之源，投以应病之药，若急遽孟浪，反成坏症。慎之！慎之！有等富贵之家，暑月患病，令人扇风取凉，患病者偶而睡熟，伏侍之人扇不停手，以致风入毫窍，变成风症，予所常见。第世人多忽，今予书此，后所当慎也。

---

① 遽：原作"据"，据丛书本改。

子痫

愚按：凡热甚则生风，怀子而痫仆，由于厥阴之血既养其胎则阴虚，火亢无所制而上泛，痰随火上，而倒仆故耳，治惟补阴制火为妙也。

瘈疭

窃谓：瘈者，筋脉急而缩也；疭者，筋脉缓而伸也。一缩一伸，手足相引，搐搦不已，大抵与婴孩发搐相似，谓之瘈疭也。此症多属风，盖风主摇动。骆龙吉①云：心主脉，肝主筋，心属火，肝属木，火主热，木主风，风火相炽，则为瘈疭也。治法：若因风热，用钩藤汤加柴胡、山栀、黄芩、白术，以平肝木，降心火，养气血；若风痰上涌，加竹沥、南星、半夏；若风邪急搐，加全蝎、僵蚕；亏损气血，用八珍汤加钩藤、山栀为主；若无力抽搐，戴眼反折，汗出如珠者，肝气绝也，俱不治。

鬼胎

夫人脏腑调和，则血气充实，精神健旺。若荣卫虚损，精神衰弱，妖魅之类乘之，亦如怀妊之状，故曰鬼胎也。

薛云：前症因七情脾肺亏损，气血虚弱，行失常道，冲任乖违而致之者，乃元气不足，病气有余也，若见经候不调，就行调补，庶无是症。治法以补元气为主，而佐以雄黄丸之类行散之；若脾经郁结气逆者，用加味归脾汤调补之；若脾虚血不

---

① 骆龙吉：宋代医家，著《内经拾遗方论》。

足者，用六君、芎、归培养之；肝火血耗者，用加味逍遥散滋抑之；肝脾郁怒者，用加味归脾、逍遥二药兼服；肾肝虚弱者，用六味地黄丸。

雄黄丸 治鬼胎瘀血腹痛。

雄黄　鬼臼去毛　莽草　丹砂细研　巴豆去油、皮　獭肝炙黄，各五钱　蜥蜴一枚，炙黄　蜈蚣一条，炙黄

上为末，蜜丸，桐子大，每服二丸，空心，温酒下，日二服；或下如蛇虫之类，其病乃除。

伤　寒

冬时触冒严寒之气，即病为伤寒，藏于肌骨，夏至为暑病，即热症也。妊娠患之多致堕胎，热病与中暑相似，但热病者脉实，中暑者脉虚，治当审察，不可概施。

疟　疾

疟疾由于外感风寒暑湿之邪，内伤生冷饮食、居处之邪。不必夏伤于暑，秋为痎疟也。发疟之候，始而呵欠，继而足冷，面色青黄，身体拘急，寒栗鼓颔，腰脊俱疼，寒去未几，内外皆热，头疼而渴，但欲饮冷，呕恶，胸闷，而不欲食者，此其危也。

薛云：此因脾胃虚弱，饮食停滞，或外邪所感，或郁怒伤脾，或暑邪所伏。审系饮食停滞，用六君加桔梗、苍术、藿香；外邪多而饮食少，用藿香正气散；外邪少而饮食多，用人参养胃汤见痰逆；劳伤元气，补中益气汤；若郁怒所伤，用小柴兼归脾；若木侮土而久不愈，用六君为主，佐以安胎药，参三阴三阳经而治之。

愚按：古人治疟，多用常山、草果、槟榔之类，稍涉虚怯者，虽男子且不敢轻用。今之时世然也，况妊娠之尤弱，尤关利害者乎。然疟之所发不特饮食、风暑与怒气之所伤已也。阴虚而类疟者，与中虚而似疟者，不可不辨也。若概用止截发散，非惟疟不能愈，反伤胎孕矣，可不慎欤？阴虚者，用六味丸料加柴胡、黄芩、甘草、花粉、防风、干葛、煨姜；中虚者，用补中益气汤加黄芩、花粉、防风、干葛，倍柴胡。水煎，发前早早服，俱一服而效。

霍　乱

夫饮食过度，触冒风冷，阴阳不和，清浊相干，谓之霍乱。其间或先吐，或腹痛、吐、利，是因于热也。若头疼、体痛、发热，是挟风邪也；若风折皮肤，则气不宣通，而风热上冲为头痛；若风入肠胃，则泄利、呕吐，甚则手足逆冷，此阳气暴竭，谓之四逆。妊娠患之，多致伤胎也。

薛云：前症若因内伤饮食，外感风寒，用藿香正气散见心腹胀满；若因饮食停滞，用平胃散；果脾胃顿伤，阳气虚寒，手足逆冷者，须用温补之剂。治当详审，毋使胎动也。

泄　泻

妊娠泄泻，冷热不同，或饮食不节，或暑气相干，致脾胃虚弱而受之，使米谷不化；小肠热结，使水湿不行，清浊相干，肠鸣腹痛，故泄泻不止。治宜六君为主，更审察其因以加减之。若元气下陷，肢体怠甚，则当用补中益气汤。

下　痢

妊娠痢疾日久者，须察其病势，不甚急迫，不可竟治痢疾，只宜补脾胃，扶元气，以补中、六君二方加以开胃品味投之，自能奏功。若初痢者，又当于安胎中带消导理气以治之。

愚按：下痢一症，不独饮食所伤，风寒暑湿燥火之邪皆能致之，自有治例，可考而知也。乃妊母下痢比之平时不同，更宜慎重。有胎热而似痢者，不可不审也。妊妇八九个月，伤暑伤热，心腹胀满，下坠似痢，每登厕时坐炊久①，忽尔气下，方得大便一通。世俗不知，率用痢药，不知此病胎中有热，可用小柴胡汤下黄连阿胶丸，或用炒阿胶、净黄连各一钱，枳壳、大黄半之，分作二服，乌梅、姜、蜜煎服而愈。又有血虚气滞而似痢者，夫血虚则脏腑涸燥，气滞则经络瘀涩，所以扰乱肠胃，痛而痢，痢而欲去不得去也。一妇人下痢，腹痛异常，昼夜去一百五六十遍，所去止一点，诸同道金用芩、连、木香、槟榔、芍药、苍术、厚朴一切治痢套药，更数医不效。迎余诊之，六脉滑利动摇，左关脉弦甚。予曰：此娠耳。因怒动肝火，而肝血涸燥，肝火扰乱肠胃之故耳。患人疑信相半。盖以断乳未久，或未必然也。予见真确，投以当归一两，芍药二钱，熟地四钱，佐以砂仁、木香。一服减去十分之六，再服之立瘥。一月之后，娠有动验，始信脉药两神也。夫食积而痢，胎热而痢，七情所感，血虚气滞而痢不同，如此岂可曰痢病？药之治痢之方足矣，而可不加审察之力耶？一妇人妊娠病痢不止，其脉虚而滑，两关若涩，此由胎气不和，相火炎上，而有胎热似痢，实非痢也。乃用黄芩、白术以安胎，四物以养血，遂安。

大小便不通

妊娠大小便不通，由脏腑之热所致也，或由素弱之妇，血既荫胎，小肠血燥有热，则小便不利；大肠血燥有热，则大便

---

① 炊久：煮一顿饭的时间。

不通；大小肠俱血燥而热，则大小便俱不通矣。

愚按：大小便不通，由于大小肠固然矣，抑不知其所以然者，由于气血之两虚乎。夫肾肝开窍于二阴，心肺之阳虚不能降，肝肾之阴馁不能升，则升降出入遂乖其运用之能。又云大肠供肺为传送。又云，膀胱者，州都之官，津液藏焉，气化则能出矣。肝肾心肺之气血，既以两虚，则一不能传送，一不能濡润，是以大小便俱闭结而不宣通。妊妇所有气血，既养胎则脏腑自燥，治以补益气血为上策也。降火、分利似当兼治，若徒治火，润肠利便，欲其利而反不得利矣。一妇人大小便不通，多日服四物汤并降火通利之药，多服反不利，用补中益气汤加木香、槟榔，大利。

小便不通

妊娠转脬，小便闭涩，多因胎妇虚弱，兼以忧闷性躁，所食厚味所致。古方用滑利疏导罔效。若脬为胎坠压而不通，但用补中益气之品，升举其胞胎，而小便自行；若脐腹作胀，而小便淋闭，此脾胃气虚，胎压尿胞。四物、二陈、参、术，空心服后，探吐数次自安。前症亦有脾肺气虚，不能下输膀胱者，亦有气热郁结、津液不利者，亦有火铄脾土、湿热甚而不利者，更当详审施治。

子　淋

妊娠小便欲去不去，不去又来，谓之淋。何以故哉？肾虚而膀胱有热也。肾虚不能制水，则小便数；膀胱热，则小便涩而数。盖胞系于肾，肾虚则热而成淋，甚者心烦闷乱，以致胎动，治之以安荣散。

安荣散　治子淋甚妙。

麦冬　通草　滑石　当归　灯芯　甘草　人参　细辛各五分

上水煎服。

遗　尿

妊娠尿出不知，用白薇、芍药为末，酒调下，或白矾、牡蛎为末，酒调二钱，或鸡毛灰末，酒服一匕，或炙桑螵蛸、益智仁为末，米饮下。

愚按：前症若脬中有热，宜用加味逍遥散；若脾肺气虚，宜用补中益气汤加益智；若肝肾阴虚，宜用六味丸。

尿　血

妊娠尿血，内热乘于血分，以致血热流渗于脬，名子淋。用葵子一升，研细，水五升，煮二升，分三服；或生艾叶一斤，酒五升煮二升，分三服；或生地黄一斤，酒四升煮二升，分三服。亦治落产后下血。

愚按：前症因怒动火者，宜小柴胡加山栀；因劳动火者，宜补中益气汤；若因厚味积热，宜加味清胃散；若因肝经血热，宜加味逍遥散；若因脾气下陷，宜补中益气汤；若因脾虚血热，宜用加味逍遥散。

子　肿

《产乳集》云：妊娠三月，足肿至腿出水，饮食不甘，似水肿，谓之子气。至分娩方消者，此脾胃气虚，或冲任经有血风。《名医录》云：宋少主元徽与徐文伯微行，学针法。文伯见一妊妇足肿，脉之。少主曰：此女形也。文伯曰：此鬼胎也，在左而黑。遂用针，胎下果然。亦有脾虚，水气流溢，或因泻痢，脏腑虚寒，或因疟疾饮水，脾虚湿渍，或因水渍于胞，不能分利，皆致腿足肚腹肿症也。

薛云：前症若胸满腹胀，小便不通，遍身浮肿，用鲤鱼汤；脾胃虚弱，佐以四君子；若面目虚浮，肢体如水气，用全生白术散，如未应，用六君子汤；脾虚湿热，下部作肿，用补中益气汤加茯苓；若饮食失宜，呕吐泄泻，用六君子汤；若腿足发肿，喘闷不安，或指缝出水，用天仙藤散；脾胃虚弱，兼四君子汤，如未应，用补中益气汤；若脾虚气滞，用加味归脾汤，佐以加味逍遥散。

天仙藤散

天仙藤洗，略炒　香附子炒　陈皮　甘草　乌药白者、辣者良

上各等分，每服五钱，生姜、木瓜、苏叶各三片，水煎，日三服。

鲤鱼汤

白术五两　茯苓四两　当归　芍药各三两

上，先以小鲤鱼一头，如食法煮取汁，每汁二盏，入药五钱，姜七片，橘皮少许，煎七分，空心服。

全生白术散

白术一两　生姜皮　大腹皮　陈皮　白茯苓各五钱

上为末，每服二钱，米饮下。

伤　食

经曰：饮食自倍，肠胃乃伤。又云：阴之所生，本在五味；阴之五宫，伤在五味。故妊娠伤食最难调治。

愚按：东垣先生云：脾胃之气壮，则过时而不饥，多食而不伤。盖胃主司纳，脾主消化，五脏之本也。然食倍而伤者，乃脾气虚而不化也。若投以峻剂则脾胃复伤而胎亦损矣。当审其所因而调治之。若

饮食停滞或肚腹作痛，用平胃散。呕吐恶心，加枳壳、砂仁；吞酸嗳腐，加黄连三分、吴茱萸二分。腹满泄泻，用六君子汤。停滞肉食，倍加山楂；停滞面食，倍加麦蘖；停滞糯食，用白酒曲末一味；米食停滞，倍加谷蘖；鱼腥所伤，倍加陈皮；伤辛热之物，加黄连；伤生冷之物，加砂仁、木香，如不应，更加肉豆蔻、补骨脂；再不应，用四神丸。若脾气下陷，用补中益气汤。凡嗳觉药气，且戒药饵节饮食。经云：损其脾胃者，调其饮食，适其寒温。大凡饮食难化，多系脾胃虚弱，以白术、陈皮为末等分，陈曲糊丸常服。最善枳术丸，但可暂用，枳实峻厉，能耗真气，治者慎之。

四神丸 治脾胃虚弱，清晨五更作泻，或全不思食或食而不化，神效。

补骨脂炒，四两　肉豆蔻二两　五味子二两　吴茱萸四两

上制过为末，用大红枣四十九枚，生姜四两，切碎，同枣用水煮熟，去姜，取枣肉和药丸，桐子大，每用五十丸，空心，盐汤下。

不　语

孕妇不语，不须服药，临产月但服保生丸、四物汤，产下便语。《素问》曰：人有重身，九月而喑，何也？岐伯曰：胞络系于肾，肾脉贯系舌本，故不能言。十月分娩后，自为之言也。人有患此，当调摄以需之，不必惊畏而泛用药也。

保生丸

大麻仁去壳，一两半　贝母　黄芩　大豆黄卷　粳米　炙甘草　炮姜　肉桂　石斛去根　石膏　秦椒微炒，出汗，各一两　当归炒，五钱

上为末，蜜丸，弹子大，每服一丸，空心温酒或枣汤化下。

悲　伤

许学士云：一妇无故数次悲泣，是为脏躁，用大枣汤而愈。又，程虎卿内妊娠五月，惨戚悲伤，亦投大枣汤而愈。

愚按：前症或因寒水攻心，或肺有风邪者，治当审察。

大枣汤

甘草三两　小麦三两　大枣十枚

上水六钟煎三钟，分三服，亦补脾气。

喘　急

妊娠喘急，两胁刺痛，胀满，因五不利，血气虚弱，或食生冷，致憎寒，唇青面白，筋脉拘挛，骨节酸痛，皮毛干涩，上气喘急，或呕吐，或大便不通，可服紫苏饮。

愚按：世之喘急者，多因外感风寒客于肺经而然。又有痰滞于肺经，阻碍气道而然。又有怀娠，肝肾虚极，阴火上冲，刑害肺金而然。又有死胎作喘，其脉气口盛于人迎一倍，厥阴弦动而疾，两尺俱短而离经。盖得之毒药损胎，奔迫而上冲，非风寒作喘也。以上诸症，各有不同，不可例视而不辨也。

头旋项肿

妊娠头目旋眩，视物不明，腮项肿满者，皆因怀娠多居火阁，衣厚盖热，并食辛辣之物，致令胎热，肝脏壅热，风冲入脑也，若加涎壅则危，大忌酒、面、煎、熬、炙、煿、辛辣一切热物。治用益血凉血之药。

乳　自　出

妊娠乳自出，谓之乳泣。此因原气虚薄，不能收摄而然也。

可服八珍汤加黄芪、附米、陈皮。

胎　肥

身居富贵，口咽肥甘，喜乐不常，食物无度，饱即便卧，致令胞胎肥厚，根蒂坚牢，行动气急，于临盆必致难产。可服无忧散并瘦胎、滑胎等方。

无忧散

当归　川芎　白芍　枳壳　乳香各三钱　木香　甘草　血余各一钱五分

上为末，每服二钱，水煎，日进二服。

缩胎饮即达生散

大腹皮三钱　人参　陈皮　薜荔叶各五分　白芍　白术　当归身、尾各一钱　炙甘草二钱　枳壳五分　缩砂五分　青葱五叶　黄杨树脑一钱

上水煎服。

滑胎方

车前子

上为末，酒调方寸匕。不能饮者，水调。

半　产

《脉诀》云：半产漏下，革脉主之，弱即血耗，立见倾危。仲景曰：弦则为寒，芤为虚，虚寒相搏，名曰革，男子亡血失精，妇人半产漏下。

愚按：半产一症不同正产，如果中栗①熟，其壳自拆，两无所

---

① 栗：原作"粟"，据丛书本改。

损。若小产，如采栗折其枝条，碎其肤壳，损其皮膜，然后取得其实。是胎元损伤，胞系①断去而后始坠，皆因月未满足，血气虚弱，不能荣养。如果木无力，自然萎谢，或误服药饵，或寒邪热毒所伤，或举重跌仆所伤，或犯禁忌，或大怒伤肝，或冲任脉虚漏下所致。大都半产者初次三个月坠；再娠坠亦三个月、五个月坠；再娠必五个月、七个月坠；再娠必七个月，不差毫发。若其气血虚弱者，理宜预服药，以防之。既坠之后，尤宜慎重将息，比之正产更十倍也。有嫌儿女太多，一觉有娠，服毒去胎，尤关利害，此则自招，于人何尤？

孕痈

治孕痈用泻药五钱，水一钟，煎七分，入牛皮胶一两，煎化温服，或薏仁煮汁饮之。

薛云：孕痈即是腹内患痈，如前法不应，宜用牡丹皮散或薏苡仁汤。

牡丹皮散

丹皮　人参　天麻　白茯苓　黄芪炒　薏苡仁　桃仁去皮尖　白芷　当归炒　川芎各一钱　官桂　炙甘草各五分　木香三分

水煎服。

滑胎易产

愚按：生产之难，难于气血之劣弱；生产之易，易于娠母气充而血裕也。乃若壮实之妇，怀娠十月满足，生育不费时日，易易耳。何必服药？若怯弱者，难概论矣。是宜补血气，以培其元，则芎、归、茺蔚、参、术之类所不能已；滑水道以利其路，则车前子、滑

---

① 系：原作"条"，据丛书本改。

石、葵子之类，在所必用。清热有条芩，宽胎用枳壳，顺气用苏梗，如此之药，预多①服于第九个月之时，临产无艰难之虑，既产无诸病之生，诚预防之妙法也。若奉养之家，胎气肥厚者，须无忧散、枳壳达生散以宽其胎，则生产亦易。保生家宜随虚实以为用舍，不可拘泥。

① 预多：据文义，疑为倒文，当作"多预"。

卷　　下

论脉离经

《脉诀》云：欲产之妇脉离经。

解之者曰：一呼三至曰离经，此阳加于阴一倍也。一呼一至亦曰离经，此阴加于阳四倍也。

注云：经者，常也。平人一呼再至，今一呼三至，比平人行速，此至脉之离经也。平人一呼脉再至，今一呼一至，比平人脉迟，此损脉之离经也，谓离其经常之度也。又曰：沉细而滑也同名，谓临产脉沉细而滑，乃肾脏本脉之形。肾系胞胎，见此脉者，亦与离经之脉同也。

愚按：经者，常也。离经谓常脉一呼二至，今则一呼三四至矣；一吸二至，今则一吸一至矣。又或妊妇平日脉小，今忽大矣，平日脉大，今忽小矣，是离其经常之脉体。且又腰腹俱痛，知其将产之时也，此见成易明之说，不必引《难经》亦可。

夜半觉痛应分诞，来朝日午定知生。

注云：若妊妇夜半时觉腹痛，一定知来日午时当分娩也。此谓子午相对，正半日时数也。

愚按：生产有难易。妇人易产者，腹才痛便产。或初产，或妊妇质弱，气血不充，近有腹已痛，胞水已破，腹既痛而又不痛，经二三昼夜不即生，安可拘定半日？当以活法。

通真子曰：夜半痛，日午生，此言恐未的。又曰：腹痛而腰不痛者，未产也。又腹连腰痛，甚者即产。所以然者，肾候于胞，腰系于肾也。诊其尺脉，转急如切绳展珠者，即产也。

论产妇生死形症

《脉诀》云：**身重体寒热又频，舌下之脉黑复青，反舌上冷，子死腹，当知见此母归冥。**

注云：凡妊妇身体沉重，胃气绝也。又体热寒栗频并，阳气衰，阴气盛也。若舌根下脉青黑及舌反卷上，冰冷不温者，母子俱死之候。

面赤舌青细寻看，母活子死定应难。

凡妊母面色赤，是荣气流通，母活之候。舌上青色，是妊母脉络绝，胎死之候。

唇口俱青沫又出，子母俱死总教弃。

若妊母唇口俱青色者，荣卫气绝也。又口中吐出痰沫者，是脾胃之气俱绝，此子母俱死之候也。

面青舌赤沫出频，母死子活定知真。

凡妊母面与舌皆青色，又吐痰沫者，是产母荣卫俱绝，胎气上冲之候，此是子活母死之候。如胎先下，其子得活，如未下见此候，子母俱死。

按：《脉诀指南》作"面青舌赤"。盖面以候母，舌以候子。今云子活，合以赤舌为是。若云舌青，则与前面赤舌青，母活子死之候相反矣。

论新产脉

诀云：**新产之脉缓滑吉，实大弦急死来侵。**

夫缓滑为冲和胃气，实大弦急是无胃气，必死矣。若得沉重小者吉，忽若坚牢命不停。夫沉重微小，乃形虚相应。若坚硬牢实，是脉盛形衰相反矣。

寸口涩疾不调死，沉细附骨不绝生。

夫脉涩则不疾，疾则不涩，大小不调而涩疾也。产妇失血，五脏空虚，故以缓滑沉微为脉应病。今惟涩疾不调，则气血衰绝，脉不应病，故云死也。若沉细附骨不断，乃生活之兆。

愚按：产后脉洪大矣，中有和缓之状，虽危可生也。曾两遇产妇六脉洪大异常，意甚危之，俱以补药调理获安。然洪大之中，有和缓从容之胃气在也。若洪大而又急数，非佳兆矣。

产后脉洪数，产前脉细小涩弱，多主死。怀孕者，脉主洪数，已产而洪数不改者，多主死。

生产事宜

凡妊妇八九个月以后，切勿久坐久睡，以致气不运动。亦勿劳于女工，以致气血虚弱。调养得宜，自然易产。

凡临月不可洗头、浴身、濯足，恐致横逆之患。

凡临月忽然腹痛，或作或止，或一日、二日、三四五日，胎水已来，腹痛不止者，此名弄痛，非当产也。有一月之前忽然腹痛，如欲即产却又不产者，此名试月，非当产也。不问胎水来与不来，俱不妨事。第当宽心待时，时至自产矣。有胎有近上未下坠者，非当产也。凡此俱不可早先惊动，恐产妇闻而气怯，致难产耳。

凡觉胎转动，腰腹急痛之时，或捏产母手之中指其中节或末节，筋骨跳动，方与临盆即产矣。切不可听信稳婆，预先频频试水，及轻易下手，恐有误伤胞破，以致胞水先涸，或风入产门，因而肿胀狭小，分娩为难。

凡腰腹阵阵痛极不已，谷道迸迫如欲大便，眼中溜火，浆破血来，此则正生之候也，全赖稳婆接应。

凡临盆之际，腹中急痛，乃是儿方转动。若胎气壮者，转身易易；胎气弱者，转身艰难，未免延缓时日。惟是腹痛不已，因时候未到也，宜令人扶持行走，或靠物直立，又令人以两手摩其两腰眼处。若或精神倦怠，则以被褥壅垫脊背，正身仰卧少顷，又令行立如初，不可弯腰扭身，斜倚侧靠，恐胎儿折破胞水，转身向下，寻到生门，被迷出路也。

凡腰腹虽痛，而其势向缓，且令产妇勉强食饮，惜力养神，自然临盆快易。切不可轻听稳婆，妄乱用力，以致困乏。况儿方转身，头将向下，若用力妄逼，令儿错路，多致横逆之患。必须试探儿之头脑，正对产门，别无绊碍，于是用力一逼。譬如人之登厕，时候未至，用力何益？

凡腹痛未产之前，如觉心烦或口渴，可用滚白水调蜂蜜一匙与饮；如饥，则与稀粥少许。勿忍饥忍渴。

分娩如值寒冷之时，切不可预去下衣，早先试水，恐致寒冷则血气凝滞，不能流通，难于分娩，古人谓之冻产。是以衣裳宜厚，产室宜暖，闭塞窗户，毋令透风，内须置火一二盆，不使有烟。盖室暖气和，生产自易，及至产毕，以酽醋碗许浇洒火内，使醋气熏鼻，可无血晕。

生产若遇暑热之月，产妇当温凉得宜，热甚则产母头疼面赤昏晕；若产室人众，热气蒸逼，亦致前患；若夏月风凉阴雨，亦宜谨避。

凡临产宜预择老成有识稳婆及淳谨妇人一二在房扶持，其一切外来亲戚及孝服污秽、月经不净，或体气、酒醉之妇，皆宜杜绝，勿令入房，触犯胎气。

凡临产之时，虽有急逼异常等事，房中不得喧闹，户外不得叫喊，恐产妇受惊，则气散而胎气反滞涩也。惟宜闭户息向，静以待生。

临产之月须要紧①梳头，以候一月之后。

既产事宜

产毕未可上床，且用两人扶住，却令人从心下轻轻按至脐腹五七次，恶血皆下，此后虽睡，时时按之，恶露不滞乃止。

上床之后虽有困倦，不可任其熟睡，须时时唤醒。如不思睡，可与温粥食之，勿令太饱。

产母才分娩，须烧秤锤或硬炭石灰令通赤，置器中，急于床前，以醋沃之，闻气可除血晕。

产毕且令饮童便、老酒各一杯，须火温。

产毕不宜便睡倒，且闭目少坐，背后倚物，须臾方扶上床，仰卧竖膝，未可伸足，勿令侧卧。

才分娩切忌问男女。且看血下多少，随症用压药，良久吃温粥。且得男则喜，恐有红汗之症大喜伤心，喜则气散，血随气行，故汗也；得女则忧，恐致败血冲心之症。

凡七日内不可洗身、洗足，七日外方可洗。倚著亲手洗面，须在一月之外，满月却梳头、洗澡，一百二十日内，不可劳力过度。

新产宜厚褥遮四围，使无隙风。

夏月不宜房内烧火煮粥。

才产勿多饮酒，酒能引血奔入四肢，脏气方虚，不耐酒力。

产后不可独宿，恐致虚惊。

产后不可刮舌，恐伤心气。

---

① 要紧：抓紧，经常地。因为古人产后满月方可梳头。

产后不可刷齿，恐致血逆。

产后不可即多食肥甘等物。

才产血晕昏迷，不可误认为虚脱，遽服参汤。若使腹作痛，恶血去少，俱不可服。倘使去血过多，生产费力，产妇昏倦，或多自汗，夜不成寐，或血大脱，或发厥，或大泻不止，急用服参，不可拘执新产不可服参之说也。

产后药忌

丹溪云：产后须大补气血，虽有杂症，以末治之。又曰：产后不可用白芍，以其酸寒伐生生之气也。有发热，不可用麻黄、紫苏、柴胡、葛根、苍术、羌活、前胡等一切发散之药。

产后疟疾，切不可用常山等截疟。

产后感寒，心下痞满，不可专用消导。

产后感冒，风寒咳嗽，或身热，不可专散风寒。

产后忿怒，不可专用乌药、厚朴、枳实等理气。

产后失血，心神失守，妄言见邪，决不可执是痰火，用消导药并符尺①。

产后血崩决，用大剂参、芪、白术并桂、姜，不可用归、地补血，并一切凉血止血之药。

产后目痛赤肿、昏热，不可用芩、连等药。

产后大便燥结不通，决不可用大黄等通利之药，致成鼓疾。

产后有生痈毒，多是血注，不可用败毒散、大黄等方，并针刀去毒。

产后咳血吐血，不可用生地、黄柏等寒凉。

---

① 符尺：即符书，道士用来驱鬼治病的秘密文书。

产后无乳，宜大补气血，不可用川山甲等行乳。

产后不可服寒凉解

天生药物，谁不可服？连、芩、栀、柏，降火所宜。而新产之后，不可服寒凉之品者，何也？盖吾人之所恃以生者，气与血也。而气血之所借以生生不息者，脾与胃也。胃主受纳，脾主运化，一纳一运，饮食入胃，化生气血，荣养百骸，气血充盛，人体长春。是故脾为化生之源，不可伤也，况新产之后乎？百脉空虚，所借以复其既亏之气血者，赖有脾胃之中一点化生之机，此机不可以寒凉之药再伤而遏绝之也。倘使见其有火，陡用芩、连、栀、柏等物，以伤其喜温恶寒之脾胃，则不惟胸满泄泻，且土中几希之生意尽泯。如星星之火，复灌以滔天之水，欲其不灭，不可得已。丹溪云产后不可用白芍，以其酸寒伐生生之气也。夫白芍酸寒，非比芩、连、栀、柏，且戒勿服，则余可知矣。虽然，予曾见一妇产后火症，大服山栀而愈。此盖元气充实，非寻常产妇之弱者可论也，亦千百而一二耳，岂可以例视之耶？

又产后燥恶热，乃阴虚火动，一切寒凉之药禁不可服，而况瓜水寒冷之物乎？夏月尚不可用，而况寒冷之时乎？

论 难 产

愚按：妇人所谓难产者，凡胞水干涸，经日不产，或横或逆，或偏或坐，或碍，或盘肠，或交骨不开，或胞衣不下等项，皆难产也。病家听之而不救，则生之难；医师昧疗治之法，则苏之难。究其因，在孕妇气血之弱耳。若使气血充足，十月满足而生，如瓜熟蒂脱在顷刻间，不费时日，固易易耳。惟气不充而血不裕，则难产矣。有富贵之家，过于安逸，以致气血凝滞而不能转者，有漏胎去血多而脏燥者，有八九月内不能谨欲者，或腹才痛即便惊动，血露早下，未产而血先枯，令子道干涩，产妇力疲，致有横逆不顺等项，理宜补养气血，气充血裕自然转危为安。为是，作《产前宜大补气血论》。

论曰：丹溪云，妇人产后，须以大补气血为主，虽有杂症，以末治之。后世诵之，皆以为治产之良法。反复思之，固王道之言乎？予则有说焉，产之前更宜以大补气血为先也。夫丹溪以产后言，而予以产前言，何也？盖人生天壤间，借气血以为立命之源，荣养百体，灌溉脏腑。血蓄则为乳汁，血下则为月水，既孕则资之以养胎，临产则借之以送胎。无一日不可不充足，无一日不可不补养也。夫苟妊母天禀素弱而气血亏矣，五劳七伤而气血耗矣，则胎何所借以长养而易产耳？即使胎既长大，十月满足，气不足以送此胎，血不足以顺此胎，临产既有艰难之症，产后自多诸病之生，是以参、术之类以补气，芎、归、茺蔚之类以补血，少佐以顺气清热，宜保生家之所亟图也。何也？盖胎犹舟也，血犹水也，气犹风也。水溢则舟利，风疾则行速，气血充而胞胎顺，理固然耳。且也气血既足，产不费力，产后诸病何由而生，何须大补？乃胎前之补，一举而两得，何利如之？世人但知产后既病之补为得治产之妙，而不知产前未病之补为产育预防之妙法耶。古云不治已病治未病，岂非高出寻常之见哉？或曰胎前宜补，子之所云，似或近理。但古贤立有瘦胎饮、达生散、无忧散、滑胎散，皆以枳壳、苏梗叶、大腹皮之类，为束胎易产之良剂，而今云宜补气血，何矛盾若此？曰：此因妇人之肥盛者而说也。倘使怯弱之妇复耗胎元，则产后变症将有不可测者，则瘦胎等方可例施耶？世间之人，壮者寡而弱者多，故其治补者多而消者少。向使产前失补，而有产后之病，则产后大补气血之言，不为治产之长策也。然究其道，固并行不悖者，在司命者权之。

难产治例

横产者，言儿方转身，产母用力逼之之故也。凡产母当令安然仰卧，稳婆进推儿身顺直，头对产母①，以中指探其肩，不令脐带羁绊，方用药催之，继以产母努力，即生。

倒产者，言儿未能转身，产母努力故也。当令产母仰卧，稳婆推入，候儿自顺。若良久不生，令稳婆手入产户一边，拨儿转头，已近产门，却服推生药并努力，即下。

偏产者，言儿回身未顺生路，产母努力，逼儿头偏一边，虽露顶，非也，乃头角耳。当令产母仰卧，稳婆轻手正其头向产门，却令产母努力，子即下。若儿顶后骨偏拄②谷道，露额，令稳婆以绵衣炙暖裹手，于谷道外傍轻手推出，令产母努力，子即下。

碍产者，言儿身已顺，门路已正，儿头已露，因儿转身，脐带绊其肩，以致不生。令产母仰卧，稳婆轻推儿向上，以中指按儿肩，脱脐带，仍令儿身正顺，产母努力，儿即生。

坐产，当从高处牢系手巾一条，令产母以手攀之，轻轻屈坐，令儿生下，不可坐抵③儿路。

盘肠生者，临盆则子肠先出，然后产子，其肠不收，一方稳婆以醋水各半盏，默然噀产母面、背，才收。此不可不知。

古方以蓖麻子四十九粒，研，涂产母头顶，肠已收上，急

---

① 产母：疑笔误。据文义，当作"产门"。

② 拄：通"住"，顶住。

③ 抵：抵挡。

洗去。其肠若干①，以磨刀水少许温润之，再用磁石煎汤服之，即收上。磁石须阴阳家有验者。若以水喂面，恐其气乱。

又方　以半夏末搐②鼻中，肠自收。

又方　以麻油，以大纸捻润油，点火吹灭，以烟熏产妇之鼻，肠自收。

又方　肠出，盛以洁净漆器，浓煎黄芪汤浸之，肠即上。

愚按：盘肠一症，非产妇本生之病，大都以妇人气血下陷，故欲产则气并于下，而肠先出也。家荆③初产二三次，并无盘肠之症，及产后既多遍，元气已弱，不能收摄，便有此症。若产前早服益血固气之药，则自不脱陷，自无前症，此治法与脱肛同。

倒产手足露者，以针法治之。用常使小针于儿手足心针入分许，三四刺之，以盐涂其上，轻轻送入，儿得惊转，一缩，当即回头。若儿脚下，可以盐涂，脚底又可急搔之，并以盐涂母腹上。

灸法、符药不验，急于产母右脚小指尖头上艾灸，如麦粒大，三壮立产。

一方　治横倒产难。

蛇蜕一条全　蚕故纸一张

上俱入新瓦瓶中，盐泥固济，烧存性，为末，煎榆白皮，乳香汤调下，二服出。

又方　治横逆手足先露。

阿胶炒　滑石一两　黄葵子一合　酥一两

每服四钱，水一大盏，煎七分，二三次服。

---

① 干：下衍"开"，据丛书本删。
② 搐：据文义当为"蓄"。即蓄鼻取嚏法。
③ 荆：旧时对人谦称自己的妻子。

又方　治横逆子死腹中。

伏龙肝多年红者，研细

温酒调下一钱其药，儿头戴出。

又方　治同前。

伏龙肝　百草霜　白芷各等分

上为末，酒、便各半，调服二钱。不下，再服。

又方　治横生。

菟丝子　车前子

上各等分，为末，酒调服三钱。

经日不产子死腹中

前症多因惊动太早，浆水先下，未产血枯，或触犯禁，或抱腰太重，或堕，或跌，或频试水，胞破水干，致有子死腹中之症。但看产母舌青黑及胎上冷者，是其候也。若胎已死不出，用平胃散一两，酒、水各半，煎却投朴硝五钱服，或用硝一两，童便调下，亦妙。

夺命丸

牡丹皮　桃仁　茯神　赤芍　桂心各等分

上为末，蜜丸弹子大，每服一丸，醋汤化下，或葱白浓煎汤化下尤妙。连进两丸，死胎腐烂，立出。

产数日，子死腹中不出，母气欲绝。

瞿麦六两　通草三两　桂心三两　牛膝四两　榆白皮四两

上水九升，煎三升，去渣，分三服。

牛膝丸

杜牛膝三两　紫金藤七钱　厚朴二钱　土当归四两　葵根七钱

麝香五分

上末，米饮丸，如桐子，朱砂为衣，每服五十丸，乳香汤下。

胞衣不下

胞衣不下者，因产母气力困惫，不能努力；或血入衣中，胀大而不能下，上冲心胸疼痛，久而不下则死。但去衣中之血，则胎衣自下矣。其方用黑豆一二合，洗净炒熟，入醋一大碗，煎六七沸，去豆取汁，分作二服。服之，其胎衣即下。虽系醋煮，并无酸恶之味，然须预备，应手见功。

一方　用滚酒下失笑散一剂，恶露、胎衣并下。

夺命丹　逐胞衣并喉中喘急，亦用此方。

附子炮，去皮、脐，五钱　丹皮一钱　干漆一两，炒烟尽　大黄二两

上以大黄为末，米醋一升熬膏，和药丸，如桐子大，每服五七丸。

牛膝散　治胞衣不出，腹中胀痛，急服此药，腐化而出，缓则不救。

牛膝　川芎　朴硝　蒲黄各三两　当归两半　桂心五钱

上每服五钱，姜三片，生地黄一钱，水煎。

又方　蓖麻子研烂，涂足心，下即洗去。

又方　红花一两，酒煎，浓汁服。

脱衣散　治胎衣不下。

牛膝　木通各三钱　归尾二钱　冬葵子二钱

加枳壳二钱。上水煎温服。

不佞历查古法，治胞衣不下一症，皆用活瘀推荡之药，如回生丹、黑神散、黑龙丹、益母丸、夺命丹之类，并未有以人

参疗此症而效者。近见产医误用独参汤，以致产母立毙，因作论以辩之曰：胎产之易，易而无横逆者，以妊母之气充而血裕也。夫气充则有力，以运此胎；血裕则滑利，以送此胎。十月满足之时，儿在母腹如人在千仞岗上翻身倒竖，拆胞而出，胎亦乘此血水顺流而下，沛然有莫御之势也。倘或妊母气血亏弱，无力以运，无水以利，胎不易下；或胎虽得下，而胞衣不下，停之；或久风冷乘之，以致瘀血与衣相杂而凝。斯时也，大宜温和逐瘀之药，俾气和而血利，则血去而不凝。治若稍缓，瘀恶撞塞母心，遂成不救。夫人参虽足以疗产母之虚，当用于未产之前，俾其气壮而易产。然则，非其时则瘀血以补而凝结，反成大患。奈何舍当逐之瘀血，反用大补之独参？原其心，岂不曰产母气血少而胞难下，今者补其气而元气壮，血易行胞自下。不思瘀血之留滞，可推而不可补也，得补而必留滞也。升平之粱肉，岂拨乱之神丹乎？何其弗思之甚耶！

交骨不开　阴门不闭　子宫不收

产妇交骨不开，多日不产，由元气素弱，胎前失于调摄，以致气血不能运达而然也。幼妇受娠亦有不开者，总一气血之弱耳，须用加味芎归汤。

产后阴门不闭，亦由元气怯弱不能收摄，肿痛，理宜十全大补汤以收之。有肿痛既愈而有不闭者，用补中益气汤。切忌寒凉之药。

产后子宫不收者，亦由元气不足，用补中益气汤加醋炒芍药、半夏，补而举之。

加味芎归汤　治交骨不开，不能生产，功效如神。

川芎一钱　当归三钱　龟板酥炙，一钱五分　生产过妇人发一

握，煅存性　加人参或一钱，或二钱，或三、四、五钱　益母草三钱

上酒水各半，煎服，立产。

愚按：加减芎归汤，薛氏云，凡难产者服，有神功。不佞寓都门时，有初产者，经三四日不得下，胞水已干，用前方加人参、益母草等一服，立产，母子两全。又一妇人生两昼夜，浆水干涸，痛阵已无，势在危迫，亦与一服，立产。及归家，遇多人与服，无不立效，真仙丹也。但芎归加味效不必言，予加人参等尤见效奇，万发万中，保产之药，胜于诸方，倍万万矣！

一方　治难产。

用真金箔大者五片，小者七片，以小磁①钟将水少许，去纸入箔，内②指研匀，后再添水至半钟，一面先令人扶产母虚坐，又一人用两手大指按定产母两肩井穴，以前药温服，其胎即下，此催生圣药也。

又方

人参一两　川芎八钱　葵子五钱

上水二碗煎一碗，温服。

立应催生散　治难产及横生逆产。

车前子　当归各一两　冬葵子　白芷各三钱　牛膝　大腹皮枳壳　川芎各二钱　白芍一钱

上水三碗煎一碗，入老酒少许，每用立产。

血　晕

产后血晕者，因败血流入肝经，眼见黑花，头目旋晕，昏闷不知人事。其晕有三：一因用力过多，劳倦甚而气竭神昏；

---

① 磁：同"瓷"。
② 内：同"纳"。

二因去血过多，而元气欲绝；三因去血少而心下急满，神昏口噤。其用力多，而劳倦致晕者，用补中益气汤；气血虚极而晕者，清魂散，勿为①人参不可用也；若去血过多，神昏渴乱，此真元失守，阴无所附，以芎、归、姜、附温经可也；去血少而心下急满，神昏口噤，不省人事，黑神散神妙；恶露上行，失笑散；此外，又有痰火乘虚泛上而神不清者，八物合二陈汤，去芍药；虚者亦用人参；肥人多痰，加竹沥、姜汁。

愚按：产后血晕，败血者多。盖因一时腹中空虚，热血气奔逆所致。第一取酽醋沃火中，使闻其气为妙。若果六脉空脱，形色俱脱，不得不用参以挽之耳。危急之际，慎勿草草。

清魂散 治产后气血暴损，虚火妄动，血随火上，以致心神昏乱，口噤眼花，甚至闷绝而苏。

泽兰叶　人参各一钱　荆芥三分　川芎一钱　一方有炙甘草一钱

上各为末和匀，每服二钱，热渴和酒调，灌之。

又方　治产后血晕昏迷，用多年陈荆芥穗，灯上燎焦黑，存性，每服三钱，童便兼少酒调下，妙。

从权救危化生汤 治产后形色晕。

当归四钱　川芎一钱　干姜炙　荆芥　炙甘草各四钱　桃仁十个　人参三钱

上水煎服②。

如血块痛甚，加肉桂七分；渴加麦冬一钱，五味子十粒；汗多加麻黄根一钱。如血块不痛，加黄芪一钱以止汗；伤食加神曲八分，麦芽五分；伤肉加山楂、砂仁各五分。水煎服。

---

① 为：通"谓"。《孟子》："管仲，曾西所不为也，而子为我愿之乎?"
② 上水煎服：原脱，据丛书本补。

黑神散

熟地　蒲黄炒　当归　干姜　桂心　白芍各二两　炙甘草二钱　黑豆炒，去皮，二合半

上细末，每服二钱，酒半钟，童便同煎调服。

凡产后诸症，用前药治之。

一病热胎死，二难产，三血晕，四虚肿，五胞衣不下，六口干心闷，七乍寒乍热，八忽见鬼神，九月内不语，十腹痛兼泻更用调中汤①，十二遍身疼，十三血崩，十四腹胀呕吐，十五中风。

血　崩

产后血大来，当审血色之红紫，视形色之虚实。如血多色紫有块，乃当去之败血也，若留止反作痛，不可为崩。如鲜红之血大来，乃是惊伤心，不能主；怒伤肝，不能藏；劳伤脾，不能统血归原。又有误服通利之药，以致大脱，当作崩治。若形脱，或多汗不收，或气促，或气息奄奄，宜大加参、芪，以大益元气。斯气固而血不走，非四物、芩、连、棕灰、牡蛎、地榆等可以止也，宜升举大补汤。

薛云：若血滞小腹胀满，用失笑散；血少小腹虚痞，芎䓖汤；肝火血妄行，加味逍遥散；脾郁不统血，加味归脾汤；脾虚不摄血，补中益气汤；厚味积热伤血，清胃散加槐花；风热相搏伤血，四君、防风、枳壳。

升举大补汤

白术　当归　熟地　人参各二钱　血去多者加陈皮、炙甘草各四分

---

① 汤：后应有第十一项，诸本均缺。《妇人大全良方》产后诸症共有十八项。

川芎　黄芪二钱①　麦门冬一钱　荆芥　防风　羌活　升麻　白芷各五分，炒焦

加山萸、姜、桂、五味、枣仁。

上水煎服。

固经丸

艾叶　赤石脂煅　补骨脂炒　木贼　附子一个，炮

上末，饭丸梧子大，每服二十丸，米饮下。

愚按：产后血崩，世医循习旧套，多用四物等补血，芩、连、栀、柏等凉血，棕灰、地榆、牡蛎、蒲黄等涩血，意以崩脱之后，血必大虚，宜补以生之，一也；血热则行，血冷则凝，惟寒凉则血可止，二也；血滑则下溜，血涩则凝止，三也。似颇近理。然每见血大崩脱者，生死在一瞬间，三法多不获效。若欲挽回妙法，在于益气。盖人身之血，随气而行，气升血升，气降血降。今既血脱气陷，可知不急固气，血安从止？故惟人参二两，或两半，或一两，并芪、术、姜、桂、五味子、山茱萸、升麻之类，服有神效，历验不诬。若彼四物阴滞之品，反戕中气。芩、连苦寒之味，沉降脾气，元气陷而血愈陷，血不止而气愈脱矣。呼吸存亡之秋，此气将绝未绝之顷，故惟大益其气为上策也。虽然，此患人本元素弱，内无七情之扰，一旦劳伤，血大崩脱，昏迷汗出，气息奄奄，六脉虚濡，似有似无，无益气之法莫能救耳。若正产，或半产，或悲戚之过伤，或大怒以伤肝，此非无感而血脱者，似②未可概以参、芪补之。盖肝有怒火，则肝气盛满，不纳不藏，火旺血沸，下为崩淋，淋沥之久，血涸生风。经曰，风胜则动。血室不宁，回旋鼓扇，逼血妄行，故不易止矣。一妇半产，多怒血崩，医用平肝止血，久服罔效。予诊六脉弦健而数，意其

---

① 二钱：据文义当为"各一钱"。
② 似：丛书本作"此"，义胜。

肝火太旺，亦与伐肝降火，不应。思其血脱既久，必然大虚，虚则脏腑纯阳无阴以和杂之，必生风。治在专补阴血，血足则火熄，火熄则风灭，庶血室宁而血可止也。用六味丸料加防风、山栀、黄芩，一服而血止。后以治崩血因怒者，俱立效。及查薛氏案，有单用六味地黄丸料治血崩陡效者，则予之所治非凿空而杜撰者伦矣。然前法用参、芪而效者，以气虚而血陷也，若用四物等则悖矣；后用补阴而效者，以血涸而风生也，若用参、芪反助火矣。此大关系处。予见前人治脱血多用四物，芩、连，棕灰、牡蛎等，三法一常套，不能一通变，百不起一，深为惜之。敬书此，以为高明者告云。

又云：产后血崩一症，世医多不敢大用人参，拘定三法，且局于习俗之谈，多致一脱而亡。然医不敢用参者，恐或拦住瘀血耳。予曰：血既大脱，人身好血且崩而去，尚何留瘀？故惟独参益气为上策耳。

世医治血症好用寒凉，以东垣凉血地黄汤皆寒凉药也。殊不知只可用于阴盛搏阳之症，不可用于气虚血陷之症也。临症宜三思之。

发　热

产后发热一症，虽人所常患，然决不可以常时发热散邪之例治之也。予见误投苏、葛、柴、前而伤生莫救者不少矣，盖未审产后之热有不同之因乎。有因去血过多者，有因恶露不尽者，有因内伤饮食者，有因外感风寒者，有因感冒挟食兼气者，有三日蒸乳者，俱憎寒发热，并身痛腹痛，不可概以发散为主也。

产后去血过多发热者，脉必虚大无力。内无痛者，此非有余之热，乃阴虚不足生热，用四物汤去芍药，加参、术、茯苓，淡渗其热。若大热不退，加炒黑干姜，效如神，或用芎归调血饮，尤妙。凡有伤力发热，或早起劳动发热者，皆同此治法也。

产后恶露不尽，亦有发热恶寒，必胁肋胀满，连大小腹有块作痛，名儿枕。产后腹痛血瘀，宜四物汤加五灵脂、牡丹皮、桃仁、红花、玄胡、香附、青皮、干姜、官桂，酒、水各一钟，黑豆一撮，后磨木香，入童便、姜汁，取下恶物为效。或用黑神散尤妙，后以八物汤加干姜、陈皮，佐童便、炒香附调理。

产后脾胃虚弱，饮食必难克化，以致停滞发热，必有噫气作酸，恶食而口中无味，胸膈饱闷，气口脉必紧盛，发热恶寒头痛，用治中汤加神曲、山楂、砂仁、炒黄连、川芎、当归佐之，或用理脾散亦效伤食者，必泻，而热结屎者，小腹实痛。

产后荣卫俱虚，腠理不密。若冒风发热者，其脉浮而微或自汗，以芎芷香薷散加羌活、防风主之；如感寒者，脉弦而紧，或恶露欠通，以五积散主之；如风寒两感者，脉浮而紧，以五积散、交加散主之，有汗去麻黄，邪盛去人参。

产后内伤饮食，外感风寒，或兼气恼而发热者，人迎气口脉俱紧盛，以行气香苏散主之；又有纯是着恼以致肝火上炎，或寒或热，须用小柴胡汤加香附、砂仁、胆草之类。

产后蒸乳，恶寒发热者，必乳间胀硬疼痛，令产母揉，乳汁通其热自退；或用麦芽二两，水煎服立愈。

芎归调血饮 治产后气血虚损，脾胃怯弱，或恶露不行，或去血过多，或饮食失节，或怒气以致发热恶寒，自汗，口干，心烦，喘急，心腹疼痛，胁肋胀满，头晕眼花，耳鸣口噤，不语昏愦等症。

当归　川芎　白术　茯苓　熟地　陈皮　香附便制　乌药　干姜炒黑　益母草　丹皮　甘草

上姜枣水煎。

更生散　治产后去血过多，或不止，或头眼晕花，口噤，发热憎寒。

人参　当归　熟地姜汁炒，各一两　川芎五钱　干姜炒黑，三钱　荆芥穗香油灯上烧过，三钱

上水煎，空心服。

如血大下不止，加龙骨、赤石脂，俱煅，等分为末，每二钱以前药调服。外以五倍子末津调，纳脐中即止。

理脾汤　治产后停食，胸膈饱闷，身发寒热。

苍术　陈皮　神曲　山楂　麦芽各一钱　厚朴姜汁，一钱半　砂仁七分　干姜炒黑，八分　炙甘草三分

上姜三片，水煎服。

泄泻加白术、茯苓。

愚按：丹溪云，产后当以大补气血为主，虽有杂症，以末治之。须问临产难易，去血多少。如产难去血多者，病致寒热头疼，脉虚数大，或虚浮弦紧者，勿误认作外感，是阴血既亡、阳气外散而未复也，名为正虚。当用八物汤加炒黑干姜，能于肺分利肺气、入肝分引血药生血，然必与补血药同用。若产易及恶露不通，腰腹疼痛，致寒热头疼者，当去恶血。若腹满者，非恶血也，切不可发表。有素禀血热，因产重伤，遂致血病偏虚，潮热，脉弦数，口舌生疮，虽有恶露，惟宜清凉，勿犯温燥，防其血伤，热极渐成劳瘵。

虚烦发热

此症乃阳随阴散，气血俱虚。若恶寒发热，烦躁作渴，急用十全大补汤；若热愈甚急，加桂、附；若作渴面赤，宜用当归补血汤；若误认为火症，投以凉剂，祸在反掌。治法：无水者，六味丸；无火者，八味丸；气血虚，八珍汤、十全大补汤。

人参当归汤　治产后虚烦，短气烦闷。

人参　当归　麦冬　桂心　生地　淡竹叶各二钱　芍药炒，
一钱　大枣四枚　粳米一合

上水煎服。

蒲黄散　治同上。

四物汤加茯神、远志，治产后虚烦，十全大补汤尤效。

六味丸　八味丸　八珍汤　六君子汤

产后乍寒乍热

寒热日夜无度，由气血虚损，阴阳不和，败血不散。循经
入于肺，闭于诸阳，则热；入于脾，闭于诸阴，则寒。亦有阴
虚生内热，内热生烦，不可作疟治。若阴胜则乍寒，阳胜则乍
热，宜用增损四物汤；若因败血不散，腹内作疼，宜用夺命丹，
后用增损四物汤。陈无择云，败血流闭诸阳诸阴，用大调经散、
五积散。

薛云：若因阳气不足，阴气上入于阳中而恶寒者，用补中
益气汤；若因阴气不足阳气下陷于阴中而发热者，用六味丸；
若气血俱不足而恶寒发热者，用八珍汤；若病后寒热倦怠者，
用补中益气汤；若肌热大渴，目赤面红者，用当归补血汤。

一云：阴阳不和，增损四物汤；败血不散，夺命丹；若时
有刺痛者，败血也；但寒热无他症者，阴阳不和也。

增损四物汤

人参　当归　芍药　川芎　干姜炒，各一两　甘草四钱

上每服四钱，姜水煎。

大调经散　治产后恶露未消，寒热自汗，或肚腹作痛。

大豆一两半，炒去皮　茯神一两　真琥珀一钱

上末，每服二钱，空心，浓煎，乌豆紫苏汤调下。

夺命丹

丹皮　干漆碎之，炒，令烟尽，各一两　附子炮，半两

上末，以好醋一升，大黄末一两，同熬成膏，和药丸如梧子大，温酒吞五六丸。

五积散　六君子汤　补中益气汤　十全大补汤　当归补血汤　八珍汤

伤　寒

夫大产之后，气血两虚之日也。若患外感伤寒之症，当以调养为主。譬如劳伤、房劳，全用补剂，谓之温能除大热也。岂若壮健之人可直施汗吐下之法也。果因感冒寒邪，憎寒壮热，头疼身痛，无汗者，用五积散；若因伤风感寒，伤暑中湿，以致咳嗽气喘，痰涎壅盛，发热不安，旋覆花汤；若伤风发热，面赤喘而头疼，竹叶防风汤。六经见症，仿佛胎前，若伤寒十数日不解，头微痛，恶寒，时时发热，心下坚，干呕汗出者，阳旦汤；若血虚寒变成痉症，身强项背反张，如中风状者，仍分刚、柔二痉，用麻黄葛根汤、瓜蒌汤、桂枝汤、小续命汤之类以治刚痉，用补中益气汤、八物汤、四物汤①之类以治柔痉；若虚羸②发热，食少腹胀，或往来寒热，柴胡汤；亡血汗多以致郁冒，脉微弱，不食，头汗大出，便坚，柴胡汤；若寒热往来，心胸烦闷，骨节疼痛，身发壮热，日晡加甚，如疟之状者，蜀漆汤；若四肢烦热，小柴胡汤；头不疼只烦者，黄芩汤加当

---

① 四物汤：丛书本缺。
② 羸：原作"嬴"，据丛书本改。

归、川芎，虚加人参；若身热气冲，胸满胁痛，小柴胡汤加枳壳、生姜；大发热者，加白术、干姜、茯苓、四物汤；若虚烦不眠，四物汤加人参、归身、陈皮、川芎；若发热口渴，大便燥结，恶露不去，四物汤加桃仁、红花、乌梅。若是者，岂足以尽气血大虚之法哉？要之，随症加减，毋大汗大下已也。

五积散见身痛

旋覆汤　治妇人产后伤风，寒暑湿，咳嗽气喘，痰涎壅盛，发热，坐卧不安。

旋覆花　赤芍　前胡　半夏　五味子　荆芥　甘草　茯苓杏仁　麻黄各等分，如夏月并有汗，去麻黄

上每服四钱，姜枣水煎。

竹叶防风汤　治产后伤风，发热头疼，面赤气喘。

竹叶廿四片　防风　人参　桂枝　桔梗　前胡　陈皮　白茯苓

上姜枣水煎服。

阳旦汤

芍药　甘草　桂枝各二钱　黄芩三钱

上水煎，温服，取小汗。

麻黄葛根汤　太阳发热恶寒，无汗，恶风及刚痉，背项反张。

麻黄　赤芍各三钱　葛根一钱五分　豉半合

上水二钟，葱白一茎，煎八分。

瓜蒌桂枝汤

蜀漆汤　治产后寒热往来，心胸烦闷，骨节疼痛，头疼壮热，日晡加甚，又如疟状。

黄芪两半　生地　桂心　甘草　黄芩　蜀漆各一两　知母

芍药各二两

上每服五钱，水煎。

黄芩汤 治产后伤风，四肢苦烦热，头疼。

黄芩半两　苦参一两　生地二两

加当归、川芎，虚加人参。

上每服四钱，水煎。

小续命汤　补中益气汤　四物汤　小柴胡汤

产后中风

产后中风，口噤，角弓反张，因气血虚而风入于颔颊挟口之筋也。手三阳之筋结于颔，产则劳损脏腑，风则乘之，筋得风则急，故令口噤也。角弓反张，因虚风入阳经，则腰背反张。

薛云：前症果外邪所感，属形气不足，病气有余，当补元气为主，稍佐以治病之药；若强力下床，月内入房，属形气病气俱不足，当纯补元气，多得复安；若误投风药，乃促其危耳。

一云：产后中风，不可治风而服小续命汤。须大补气血，然后治疾。大都产后劳损，风邪乘之，客于皮毛，经络疼痛，羸乏少气。若筋脉挟寒则挛急歪僻，挟湿则痿痹软弱，入脏则恍惚惊悸，随所伤而为病也。

愚按：中风一症，世间真中风寒者十不一二，皆类中风也。产后百脉空虚，一有感触，便成风象，不特外感风邪为然也。如感暑受湿、痰火、七情、中虚、中气、中食等项，皆见中风之症，实尤元气之虚假象见于外。若以虚作实，误投祛风之药，反成不治之危矣。

举轻古拜①**散** 治风痉，口噤不开，腰背强直，头痛壮热，

---

① 举轻古拜：即"荆芥"二字的反切，又作"举卿古拜"。

晕闷瘛疭，角弓反张。

荆芥穗瓦上略炒

上为末，每服三钱，温酒，或黑豆淋酒，或童便调下，其效如神。

又方　治中风口噤，四肢麻痹不仁，或角弓反张。

羌活　防风　大乌豆一升，炒

上，以酒五升，先浸二味经宿，大豆炒，乘热投酒中，搅匀，密封一日，以汤煮瓶，良久，服八合。略略取汗，却急速以豆淋酒服之，即愈。

又方　治产后身背拘急，妄言发热，四肢拘挛，不时惊悸。

川芎　羌活　羚羊角　枣仁　芍药炒，各四两　桑白皮六分
防风五分

上水煎，分三服。

独活寄生汤

独活　桑寄生　杜仲　肉桂　人参　茯苓　甘草　当归
川芎　芍药　熟地　牛膝　细辛各二两　秦艽

上每服一两，姜水煎。

瘛　疭

产后瘛疭者，因产阴血去多，阳火炽盛，筋无所养而然耳。无风可逐，无痰可消。若属阳气脱陷者，用补中益气汤加姜、桂；阳气虚败者，十全大补汤加桂、附。此等症候若肢体恶寒，脉微者，此为真状。脉浮大，发热烦渴，此为假象，惟当固本为善。若无力抽搐，戴眼反折，汗出如珠者，皆不治也。

交加散　治瘛疭，或颤振，或产后不省人事，口叶涎沫。

当归　荆芥各等分

上为末，每服二钱，水一盏，酒少许，煎七分，神效。

增损柴胡汤　治产后或经适断，致手足牵搐，咬牙昏冒异症。

柴胡八钱　人参　半夏各三钱　黄芩炒　石膏各四钱　黄芪五钱　炙甘草　知母各二钱

上粗末，每服半两，姜五片，枣四枚，水煎服。

举卿古拜散　补中益气汤　四君子汤　治前症效。

四肢筋挛

产后四肢筋挛乃气血俱虚，或风邪客于皮肤，则顽痹入于筋脉，则四肢挛急。

薛云：若肝经风热，血燥不能养筋，用加味逍遥散。如未应，当用六味丸以补肾水。经云，风寒淫气，精乃亡，邪伤肝也。

一方　治产后气血不足，风邪所袭，肢节挛痛，项背强直。

防风一两　赤芍炒　桂心各半两　羚羊角　川芎　羌活　当归　枣仁　牛蒡子炒，各三钱

上每服四钱，水酒煎服。

妄见妄言

产后妄见妄言，由气血两虚而神魂无依也。夫心主血藏神，而言乃心之声也。心血不亏而精神常在，则所言不妄。又肝藏血藏魂，而目乃肝之窍也，目得血而能视。若产后血气暴竭则心神失守，故言语无伦；肝神无依则童神妄见。经云，心者，君主之官，神明出焉。主不明则十二官危，是以视听言动皆失其职。有虚妄焉，虽或有痰，不可用化痰之药，可用补中益气

汤加安神之品调治之也。

一云：产后乍见神鬼，言语颠倒，不独败血奔冲，邪淫于心所致，亦有因血虚，心神不足，志意不定，惊悸恐怖，喜怒不常，悲忧惨戚而致者①。

薛云：若败血停滞用调经散；若血虚发热用八珍汤加炮姜；若心血虚损用柏子仁散。大抵此症由心脾血少所致，但调补胃气则痰清而神自安矣。若果系鬼祟所附，即灸鬼哭穴可愈。

调经散　治血虚经闭，心神烦躁，浑身疼痛，或时见怪。

没药　琥珀并研细　桂心各一钱　芍药　当归各一钱　细辛五分　麝香少许

上为末，每服五分，姜汁温酒各少许，调服。

柏子仁散　治产后元气虚弱，瘀血停滞，狂言乱语。

柏子仁　远志　人参　桑寄生　当归炒　生地　防风　琥珀另研　炙甘草各等分

上用白羊心一个，水三盏，煮汁，七分入药，五钱煎服。

宁神汤

川芎　当归　茯苓　人参　柏子仁各一钱　干姜　炙甘草各四分　益智仁炒，八分　桃仁十二粒　陈皮三分

枣二枚，水煎服。

滋阴益气茯神汤

川芎　白术　熟地　人参　黄芪　当归　枣仁　柏子仁　茯神　益智　麦冬各一钱　炙甘草四分　陈皮三分　五味子十粒　圆眼肉八个

上枣二枚，水煎服。

---

①　一云……而致者：丛书本中在"薛云"段之后，似更合理。

惊悸怔忡

产后惊悸怔忡，由产惊忧劳倦，去血过多，则中心躁动不宁，惕然而惊，谓之惊悸。心中惕惕然如人将捕之状，谓之怔忡。治此惟宜调和脾胃，补养心血，俾志定神宁，气舒心安而病愈矣。

加减养荣汤

川芎　当归　茯神　枣仁　人参　麦冬　远志　黄芪　白术各一钱　炙甘草　陈皮各四分　圆眼肉八个

上姜水煎，如虚烦加竹茹一钱，有痰加竹沥、姜汁。

养心汤　治产后心血不足，惊恐，悸惕不安。

黄芪　当归　麦冬　枣仁　柏子仁各一钱　茯神　川芎　远志各八分　人参　炙甘草四分　五味子十五粒

上姜水煎，另服安神丸尤妙。

又方　治产后血虚惊悸少寐及产后败血停留少腹作痛。

辰砂　琥珀　没药俱另研细　当归等分

上为末，每服二钱，空心，日午、临卧用白汤调下。

茯苓散　治产后心虚怔悸，言语错乱，健忘少睡，或自汗盗汗。

人参　炙甘草　芍药炒　当归　生地各八分　远志去心　茯苓各一钱　桂心六分　麦冬五分　大枣二枚

上水煎服。

抱胆丸　治产后遇惊发狂，或遇经行发狂。

水银二两　黑铅一两五钱　朱砂一两，细研　乳香一两，另研

上将黑铅入铫内火熔，下水银，结成砂子，下朱砂、乳末，乘热用柳木槌，研匀，丸鸡头子大，每服一丸，空心，薄荷汤

下，得睡勿惊，觉来即安。

癫　狂

产后癫狂者，因惊风败血冲心。心藏神主血，恶血攻心，所以昏闷如见鬼状，精神不定或谵语者，不可作风邪治之，血下畜①则狂，血上畜则忘②。

茯苓散见惊悸、妙香散亦好。

一方　治产后发大热，其脉虚疾而大，恶露不行，败血攻心，狂言叫呼奔走，捉拿不住。

干荷叶　生地　丹皮

上浓煎汤，调下生蒲黄二钱，一服即定。

又方　治产后惊狂如见鬼状。

当归　川芎　芍药　熟地　茯神　人参　青黛　升麻各五钱

上分二服，水煎。

不　语

产后不语者多缘败血闭于心窍，神志不能明。夫心之脉系舌本，散舌下，心气通于舌，心气闭塞则舌强，故令不语。

一云：产后不语，有热血迷塞心窍者，有热痰迷塞心窍者，用七珍散以治热血，用白矾末一钱，热水调下，以治热痰。肥人多是热痰，瘦人多是热血。

薛云：大肠之脉散舌下。又云：脾之脉是动则病舌本强，不能言。又云：肾之别脉上入于心，系舌本，虚则不能言。窃

---

① 畜：后作"蓄"，此处意为蓄血，即热入血室。
② 忘：疑为"妄"。

谓，前证若心肾气虚，用七珍散；肾虚风热，地黄饮；大肠风热，加味逍遥散加防风、白芷；脾经风热，秦艽升麻汤；肝经风热，柴胡清肝散加防风、白芷；脾气郁结，加味归脾汤加升麻；肝木太过，小柴胡加钩藤；脾受肝侮，六君加升麻、钩藤；肝脾血虚，用佛手散；脾气虚，用四君子汤；气血俱虚，八珍汤，如不应，用独参汤，更不应，急加附子，补其气而生其血，若竟用血药则误矣。

愚按：心藏神，而言者，心之声也。气血不虚，精神完足，则灵台①爽朗，心常惺惺②而不昧，故口能言。惟气衰血脱，则神灵昏昧，口不能言。然则，不语岂皆热血、热痰迷塞心窍者使然哉？是故司命者宜审之。

七珍散 通神出语。

人参　石菖蒲　生地　川芎各一两　细辛一钱　防风　辰砂另研，各五钱

上为末，每服一钱，荷叶汤调下。

又治产后不语方

人参　石菖蒲　石莲肉各等分

每服五钱，水煎。

秦艽升麻汤

升麻　葛根　甘草　芍药　人参　秦艽　白芷　防风　桂枝各三钱

上每服一两，葱白二根，水煎。

柴胡清肝散

柴胡　黄芩炒，各五分　人参　山栀炒　川芎各一钱　连翘

---

① 灵台：指心。《庄子·庚桑楚》："不可内于灵台。"
② 惺惺：清醒，机灵。

桔梗各八分　甘草五分

上水煎服。

伤　食

凡生产之后形体劳倦，脾胃怯弱，不易消克用膏粱味厚之物，惟食粥茹蔬，乃无停滞。若不善调治之家，惟以产母虚矣，以多食为有益，厚味乃能补本，不思食强与厌，足以致停滞否塞，腹膨嗳气吞酸。治当扶持本原为主，健脾助胃，审伤何物，佐以消导。斯脾气复而健运转输，滞物行而胃开思食，此消补双行，无有不安。若使不审虚实，惟在一消，更医又消，不惟食不能消，反坏元气，绝不进食者有之，消而随脱者有之矣。戒之！慎之！

药用参、术、芎、归、神曲、麦芽、甘草加减，随所伤何物以治之，岂可始也虑其虚而欲以食补，以致停滞，既伤之后，反以为实，竟以药消，以致虚脱。何世人之愚也？何医师之劣耶？

自汗盗汗

产后汗出不止，由劳伤脾，惊伤心，恐伤肝也。此气血俱虚，不必即用敛汗之药，急用大补气血则汗自止。若娩后倦甚，而濈濈然汗出，形色又脱，乃亡阳汗脱也，当速服参、芪、归、地等，大补以救危急，难泥块痛①。夫汗乃心之液，荣于内为血，发于外为汗。若不大补，安能使心肯摄液而汗收乎？六黄汤虽盗汗之圣药，恐寒凉太多，有未稳耳。产后喜汗出，亡阴

---

① 难泥块痛：即不要拘泥于产后有血块作痛等不可进补之禁。

血虚，阳气独盛，故多汗出。

麻黄根汤　治产后虚汗不止。

当归　人参　麻黄根　牡蛎各一钱　黄芪一钱五分　桂枝 甘草炙，各五分　浮小麦一大撮　熟地三钱　白术一钱，血块痛不加

上水煎服。

如虚脱汗多，手足冷，加熟附子一片，炙干姜五分。

暮服八味丸，去熟地，加生地、五味子、黄芪。

又方　治产后盗汗。

人参一钱　当归二钱　麻黄根一钱四分　熟地三钱　黄连酒炒， 五分　浮小麦一大撮

水煎服。

当归补血汤　治肌热躁热，目赤面红，烦渴引饮，昼夜不 息，脉洪大而虚，重按全无者。

当归三钱　黄芪炙，一两

又方　治产后自汗盗汗，胃气虚弱，服别药则呕吐，不 能入。

当归　黄芪各一两　麻黄根二两

上每服三钱，水煎。

人参汤　治产后诸虚不足，发热盗汗，内热，晡热①。

人参　当归等分

上为末，以猪腰子一枚切片，水二钟，以糯米半合，葱白 二根，煮取汁八分，入药三钱，煎服。

参附汤　治阳虚自汗，恶寒，或手足逆冷，大便自利，或 脐腹疼痛，吃逆不食，或汗多发痉等症。

---

①　晡热：原作"脯热"，据丛书本改。

人参八钱　附子炮，五钱

上作一服，姜枣水煎，徐徐服。

去人参加黄芪，名芪附汤。

黄芪汤

黄芪　白术　防风　熟地　牡蛎　白茯苓　麦冬

上红枣二枚，水煎。

产后忽冒闷汗出

产后忽冒冒者昏也闷，汗出，大虚，宜固元气为主，其汗不止，必变柔痓。东垣云：妇人分娩及半产漏下，昏冒目瞑，因血暴亡而火上炽，但补其血而神自昌。若常时血下，当补而升举其气，阳得血而神安，则目明矣。今立一方，以补手足厥阴之血，兼益阳气，宜。

全生活血汤　治发热自汗，两目𥄕𥄕①，四肢无力，口干头晕，行走倚侧。

柴胡　当归　防风　羌活　独活　葛根　炙甘草各二钱　生地　熟地各一钱　川芎　藁本各一钱五分　细辛　蔓荆子各五分　升麻　芍药炒，各三钱　红花三分

上每服五钱，水煎，热服。

汗多变痓

产后汗多变痓，盖因去血既多，元气已亏，或外邪所乘，以致牙关紧急，四肢痓强，或阴火内动，或腰背反张，肢体抽搐。若有汗而不恶寒者，名柔痓。若无汗而恶寒者，名刚痓。

---

①　𥄕𥄕：即双眼视物不清。丛书本为"眮眮"，形似，二者均为古字。

亡液过多，筋无所养之故耳，急以十全大补汤治之。如不应，急加附子，多有复苏者。如汗拭不及者，不治。

一云：有气血本虚之人，如产后汗出多而变痉者，或因七情怒气而变痉者，或因湿热内盛而痰涎壅遏经络以作痉者。治各不同，惟宜补血降火，敦土平木清痰。

又云：汗多重亡津液，无以养筋，筋急而牵，故令百节强痉。

小续命汤 治刚痉或脚气痹弱不能转舒，行走倚侧，或口眼歪斜，牙关紧急，角弓反张。

麻黄　桂心　甘草各五钱　防风七分半　芍药炒　白术炒　人参　川芎　附子炮　防己酒拌　黄芩各等分

上每服五钱，水煎，入姜少许，温服。

血　块

产后有血块作痛者，乃母胎中宿血也。产妇劳伤，气血并虚，娩子后无力送块，留滞腹中，或因风冷凝滞，或因怒气凝滞，皆令小腹作痛。明知恶露去少，脉又涩滞不流利，此是瘀血作痛，务必以失笑散行之可也。明知去血过多，脉浮洪或虚细，此是血虚作痛也，不宜用行瘀药，地黄、芎、归等补之可也。

愚按：世医治凡一切作痛之症，以为诸痛不宜补，况产后之血块与腹痛乎？大都以三棱、莪术、桃仁、红花、丹皮、赤芍、山楂、泽兰、刘寄奴等为仙品矣。若果是瘀，以上诸品岂曰不宜？或使产妇虚弱，腹中无血不能荣养，亦有作疼。又有虽因恶血，病久困乏，血亦难行。须在明师设法以疗之，不可拘于旧例也。一少妇新产三四日内，小腹作痛，每于寅卯时痛甚，诸用行瘀药倍剧。予诊六脉软弱，令人按痛处稍减，知是阴血亏损，气寒且滞而作痛耳。与熟地、芎、归，佐以肉桂、蒲黄，一服立痊。又一妇人新产，因怒气恶露不行，小腹作痛。予谓瘀血不行也，与失笑散加玄胡索、芎、归，不服，呼产科，误与大寒之药，瘀凝结倍剧，用祛瘀消克太过，以致胃气大伤，不惟瘀得不行，而且增呕吐、恶寒、发热、烦躁等症。其血积坚大如瓮，按冷如冰，饮食不进，肌肉黄肿，剧矣。予曰：诸症皆大虚，难推荡矣。内乏元气，虽推不行也，用十全大补汤二十余贴，经行而积块消矣。譬如沟中瘀物，有水则活动而出也。此症若循去瘀之例，专用行血之方，必致元气索然不可救也。司命者详之。

失笑散

蒲黄　五灵脂等分

上为末，每服二钱，热酒调服。

蠲痛汤　治血块如神。

当归　川芎　香附　蒲黄　肉桂　五灵脂　玄胡索

上水一盏，酒半盏，煎七分，温服。

腹　痛

产后腹痛，宜先问血块有无。如有血块，只用生化汤调失笑散消块，痛自止；若风寒乘虚作痛，五积散；如伤饭食作痛，加神曲、麦芽；伤肉食作痛，加山楂、砂仁。

产后小腹作痛，盖以气血既虚，受寒感冷，则寒冷之气下攻，小腹故痛，并有瘀血而痛，血虚，脐下亦能作痛。

薛云：若以手按腹愈痛，此是瘀血为患，宜行血以消散之；若按之反不痛是血虚，宜四物加参、苓、白术；若痛而作呕是胃虚，宜六君子汤；若痛而作泻是脾虚，宜六君子汤送二神丸；或因停食泻痛，须用山楂、厚朴、当归、车前、滑石等行之。

愚按：产后腹痛并小腹作疼，未可全为瘀血。血虚受寒固多，犹有产母生平性急，或有感触，肝火倏起，气滞小腹，手不可按。若认为瘀血，投失笑散，误矣。务用小柴胡汤并醋炒香附、芍药、胆草，庶肝火平而速效耳。盖肝之经脉络于小腹，一疏肝而气条达，故愈矣。

附案：侄女产后一月，发热小腹痛。产医曰瘀血，又医曰儿枕，用消瘀破血药，俱不效。予视之，右关弦实，此结矢①也，与大剂芎、归润肠，果去结矢，腹不痛矣。三日右胁下一块顶起，仍大痛。前医又以儿枕瘀血，与行血药。予再诊曰，是干结未净也。主人不信，隔日果大去结矢而安。是见以儿枕瘀血者，臆度也。予以燥粪者，凭脉也。主人才服矣。然而瘀血者多，结垢者亦常有，不可拘泥也。瘀血者脉必涩，肠痈者脉必芤，不涩不芤，非痈非瘀矣。

生化汤

川芎二钱　当归二钱五分　桃仁一钱　黑姜炭六分　炙甘草五分

上水煎服。

隐居泽兰汤　治产后恶露作痛。

泽兰　生地　当归　芍药　生姜各一钱　甘草炒，五分　大枣四枚

上水煎服。

延胡索散　治产后恶露凝滞，脐下作痛，或作寒热。

延胡索　桂心各五钱　当归一两

上为末，每服二钱，食前用热酒调下，失笑散尤效。

当归养血丸　治产后瘀血心腹胀痛，或腰脚疼痛。

当归　赤芍　玄胡索炒　丹皮各二两　桂心一两

上为末，炼蜜丸，梧子大，每服三四十丸，温酒下。

---

① 矢：通"屎"。《左传·文公十八年》："杀而埋马矢之中。"

又方　山楂，浓煎汁，入砂糖少许，再煎，热服。

头　痛

夫头者诸阳之会也，产后五脏皆虚，脾胃困弱，饮食不充，阳气微弱，不能上升，故头痛也。又有败血不散，上攻于头，故头痛也。又有火胜痰起，停于中脘者。

薛云：若中气虚，用补中益气汤加蔓荆子；若血虚，用四物汤加参、术；气血俱虚，用八珍汤；若因风寒，用补中益气汤加川芎。

愚按：头痛一症，产后患之，气血两虚、瘀血上冲者居多。但有治之而不效，其中未必无风寒暑湿之外侵、七情劳役之内伤、阴衰阳虚之上厥、痰火饮食之相犯也。治者只拘治例，不能一审辨而通变以治之，不几①于刻舟求剑乎？

芎附散　治气虚头痛。

大附子一枚，去皮、脐，切四片，拌酽醋一碗，炙附蘸尽，同川芎一两，为末。

每服二钱，茶清调服。

又方　治血虚头痛。

川芎　当归

上每服五钱，水煎。

都梁丸

白芷末蜜丸，弹子大

每嚼一丸，荆芥汤下。

又方　治产后二十余日，头大痛。

---

① 几：接近。

人参　黄芪　当归　白术　甘草　升麻　川芎　柴胡　细辛　蔓荆子　陈皮　藁本

上水煎服。

又方　治产后身热，头、肚痛。

陈皮　白术　白芍　川芎各二钱　黄芩二钱五分　干姜　丹皮一钱五分　甘草五分　荆芥五分

上分四剂，水煎服。

加减四物汤　治产后头疼，血虚疢癖、寒厥。

苍术一两六钱　羌活　川芎　防风　香附　白芷各一两　石膏二两　细辛　当归　甘草各半两

上每服一两，水煎服，无时。

如有汗者，是气弱头痛也。

一方　加芍药二两，桂一两半，姜水煎服。

如痰癖头痛，加半夏三两，茯苓一两。

如热厥头痛，加白芷三两，石膏三两，知母一两。

如寒厥头痛，加天麻三两，附子一两半。

一方　治瘀血头痛。

用黑龙丹效如神。

心　痛

产后心痛者，心为身之主，因产大虚，寒搏于血，血瘀不散，其气上冲于心之经脉，故心痛耳。

薛云：若阳气虚寒，用岩蜜汤温之；瘀血上冲，用失笑散祛之；血既散而仍作痛，用八珍汤补之。大凡肚腹作痛，以手按之却不痛，此虚也，须用补养之剂。

一云：凡产后心痛，即胃脘痛，或受寒气，或伤冷物，故此作痛。治法须散胃中之寒气，消胃中之冷物。若绵绵而痛，可按而止，则由于虚而可补也。其产后心痛与腹内作痛，二症相同，因寒食上攻于胃则心痛，下攻于腹则腹痛。

大岩蜜汤　治产后阳气虚寒，心腹作痛，不食呕吐，四肢逆冷。

生地　当归　独活　吴茱萸　芍药炒　干姜炒　桂心　小草各一两　细辛半两

上每服五钱，水煎。

加减芎归汤

川芎一钱　当归二钱　干姜炙　炙甘草各五分　肉桂八分　吴茱萸七分

上水煎服。

伤寒物，加吴茱萸、肉桂；伤肉食，加山楂、砂仁；伤面饭，加神曲、麦芽；大便不通，加肉苁蓉。

身　痛

产后遍身疼痛，因产百节开张，血流百节，以致肢体沉重不利，筋脉引急，发热头疼，宜用趁痛散治之；若兼感寒伤食，宜用五积散。若误作伤寒发汗，则筋脉抽搐，手足厥冷，变生他病。

有产后偏身筋痛，是亦亡血故尔。

薛云：若以手按而益甚，是瘀血留滞也，用四物、炮姜、红花、桃仁、泽兰补而散之；若按之而痛稍缓，此是血虚也，用四物、炮姜、人参、白术补而养之。

趁痛散　治产后骨节疼痛，发热头重，四肢不举。

牛膝　甘草　薤白各一两　当归　桂心　白术炒　黄芪　独

活　生姜各五钱

每服半两，水煎。

五积散　治产后遍身拘急，头顶作痛，恶寒，脉浮紧，此风寒之症也。

当归　茯苓　川芎　炮姜　人参　白芷　陈皮　桔梗炒

厚朴姜炒　白芍炒　苍术　半夏　肉桂　麻黄　炙甘草各五分

上姜枣水煎服。

腰　　痛

腰者，肾之府。转摇不能，肾将惫矣。妇人肾为胞胎所系，产则劳肾伤胞，以致风冷客之，故腰痛不能屈侧也。

薛云：真气虚，邪乘之者，用当归黄芪汤，或十全大补为主，佐以寄生汤，如不应，须十全大补加附子。

养荣壮肾汤　治产后风邪头眩，腰痛不可转侧，四肢沉重，行走艰难。

独活　川芎　芍药炒　桂心　续断　杜仲　桑寄生各六分

当归　防风各八分

姜水煎服。

产后恶露不尽，腰重痛，或两股痛如锥刺，宜服桃仁汤；若作痈，五香连翘汤。

桃仁汤　治产后恶露不尽，腹中作痛，或注腿股作痛，急用此汤治之；如未应，多变作痈。

桃仁去皮、尖　苏木　生地　虻虫去足、翅，炒　水蛭炒，各三钱

上每服五钱，姜水煎，空心热服，以恶露下为度。

五香连翘汤

木通　木香　丁香　沉香　乳香　麝香　升麻　独活　桑

寄生　连翘各二两

上每服五钱，水煎，入竹沥少许服。

生科五积散加桃仁逐败血，去风湿。

两胁胀痛

产后两胁胀痛，因恶露不尽，或肝经血虚，或肝经气滞，当分而治之。

薛云：若肝经瘀血，用玄胡散；若肝经气滞，用四君、青皮、柴胡；若肝经血虚，用四物、参、术、柴胡；气血俱虚，用八珍、柴胡；若肾水不足，不能生肝，用六味丸；若肺金太旺，克制肝木，宜用泻白散。

愚按：肝之经络散小腹，布两胁，非有怒气犯之，不胀不痛也。产后两胁胀痛，岂皆恶露不尽并血虚使然哉？或者性急多怒，肝气盛满致然耳。胗①其左关脉弦细，按之如刀口者是矣。当用小柴胡加香附、胆草。有不终剂而愈者，不可不别而治之。

玄胡索散　治产后恶血凝滞，胁痛或寒热。

玄胡索　桂心各半两　当归一两

上每服二钱，食前热酒调下。

经效散　治产后肝经气滞，胁肋胀痛，或寒热往来，内热晡热。

当归一钱五分　芍药炒　苦梗炒　槟榔　枳壳麸②炒，各八分桂心　青木香　柴胡各八分

上水煎服。

---

① 胗：据义义当为"诊"。
② 麸：原作"夫"。据《济阴纲目》卷十一"经效方"改。

恶露不下

产后恶露不下，因脏腑劳伤，气血虚损，或风冷相搏所致，若恶露不去，用失笑散。若气滞血凝，用花蕊石散。

失笑散　花蕊石散

恶露不绝

产后恶露不绝，由产后伤于经血，虚损不足，或分娩时血去不尽，在于腹中，挟于宿冷，致气不调，淋沥不绝。

薛云：若肝气热而不能藏血，用六味地黄丸；若肝气虚而不能摄血，用逍遥散；若脾气虚而不能统血，用六君子汤。胃气下陷而不能统血，用补中益气汤；若脾经郁热而血不归经，用加味归脾汤；若肝经怒火而血妄行，用加味四物汤；若气血俱虚，用十全大补汤；若肝经风邪而血沸腾，用一味防风丸。

一方　用蒲黄，炒，二两。水煎，顿服。

一方　贯众醋蘸，炙干为末，每服二钱，米饮调下。

独圣散　止血。

生地　当归　川芎　熟地　白芷　牡蛎　地榆　续断　黄芪　酒芩　甘草

水煎服。

又方　治产后三月恶露不止，腹疼。

当归　川芎　生地　芍药　香附　蒲黄　甘草　青皮炒黑　阿胶　地榆

上水煎，空心服。

又方　治四十五日后，因怒气恶露不止，如米粒，淡红色，此方甚妙。

当归　川芎　芍药　熟地　丹皮　甘草　青皮炒黑　蒲黄炒
黑　红花　黄芩炒黑

水煎服。

返魂丹　治产后恶露不绝。

用当归酒化下。

防风丸

用防风一味，为末，每服一钱，白汤调服。

血　瘕

产后血瘕，乃寒乘客，气血壅结，此因气病而血病也。当
补养胃气，调和月经，宽缓静养为善。

一方　治血瘕作痛，脐下胀满，或月经不行，发热体倦。

当归八分　桂心　芍药炒　血竭　蒲黄炒，各六分　玄胡索
炒，四分

上为末，每服二钱，空心，酒调下。

瘀　血

产后瘀血奔心，烦闷。盖因分娩后不饮童便，以致虚火上
炎之故，宜黄金散。

黄金散　治恶血上冲，肚腹作痛，或发热作渴。

玄胡索　蒲黄各一钱　桂心二分

上末，酒调服。

一方　用炒蒲黄，每服三钱，水煎。

失笑散亦佳。

四肢浮肿

产后四肢浮肿者，因败血停积，流入四肢，日深腐外，故面黄浮肿，不可作水气治之。又如心腹胀坚，大如盘，边如旋盘，水饮所作，名曰水分，又名血分。诸痛俱可用小调经散。

薛云：若寒水侮土宜养脾肺，若气虚浮肿宜益脾胃，若水气浮肿宜补中气，又有水分、血分之不同。

一云：产后浮肿，皮肤光莹，乃脾虚不能制水，肾虚不能行水也。必用大补气血为主，佐以苍术、茯苓、白术补脾。壅满用半夏、陈皮监之，虚人加人参、木通，有热加麦冬、黄芩以清肺金，健脾利水用补中益气汤。七日外，用人参、白术各三钱，茯苓、白芍各一钱，陈皮五分，木瓜八分，紫苏、木通、大腹皮、苍术、厚朴各四分。

愚按：肿满之症虚实不同，实者可消，虚者当补。乃若产后之肿，除有瘀血、食积、怒气外，皆虚也，或中气大虚，不能通调水道，小便不利而肿者，治在补中，或肾气大虚，不能分注水气，以致水积膀胱而肿者，治在补肾。补中用补中益气汤加茯苓、泽泻、木通；补肾用金匮肾气丸加琥珀、沉香；如气血两虚者，早用补气药利水，晚用补阴药兼利水，早晚两治，效速如神。毋曰肿胀属实，必以大腹皮、苍术、枳、朴、商陆、牵牛、大戟、芫花、千金子等物也。

若产后伤食，脾胃不坚，发肿兼喘，多不可救。

小调经散

没药　琥珀　桂心　芍药　当归各二钱

上末，每服五分，姜汁温调下。

大调经散　治中满急，烦渴，小便不利。

大豆一两半，炒，去皮　茯神一两　真琥珀一钱上每服二钱，空心，浓煎，乌豆紫苏汤调下。

汉防己散　治水肿。

汉防己　猪苓　枳壳　桑白皮各一两　商陆　甘草各二钱

上每服四钱，水煎。

金匮加减肾气丸　治脾肾虚寒，腰重脚肿，湿饮留积，小便不利，或腹胀四肢浮肿，气喘痰盛。

白茯苓三两　车前子　山茱萸各一两　附子五钱　牛膝一两
肉桂一两　泽泻一两　山药一两　陈皮五分　丹皮一两　熟地四两

上末，同地黄蜜丸，如梧桐子，每服八十丸，空心饮下。

口干痞闷

产后口干痞闷者，脾胃大虚，气血未定，因食米、面、干物太早，不能消克，热毒上熏，故口干痞闷，或产母内积忧烦，外伤燥热，不可作胸膈壅滞治之，可服清心莲子饮。

薛云：若宿食停滞，用六君、枳实、神曲；若因肉食所致，更加山楂；若因鱼胜之类，再加陈皮；其物既消而仍痞，或反作痞作呕，此脾胃受伤，用六君子汤；或咽酸嗳腐加炮姜；作泻更加升麻，如不应，佐以四神丸，或间用补中益气汤。

清心莲子饮　治产后心烦发渴。

黄芩炒　麦冬　地骨皮　车前子　甘草各一钱五分　石莲肉
茯苓　黄芪　柴胡　人参各一钱

每用五钱，水煎。

产后血渴

产后血渴，因恶露去多，津液少而生渴也。

薛云：若去血过多，虚火上炎，用童便，或四物、白术、麦冬、丹皮；若胃气虚而有热，用竹叶归芪汤；若血虚发热，用八珍加麦冬、五味子；若血脱发热、烦躁，用当归补血汤；若胃气虚弱，用补中益气汤，或七味白术散。

愚按：渴症以血液散亡之余，真水涸竭，虚火上炎，引水以济，不独产后为然也。今人多泛套治，投以干葛、知母、生地、麦冬、花粉之类，又以口干必火，投以芩、连、栀、柏之类，岂知津液之耗散，非以大补大酸之物，无以收拾而萃聚之也。是故必以白芍、山萸、乌梅、五味子、酸枣仁为君，而臣以地黄、枸杞、人参、黄芪，佐以升、柴、甘草，一投而液足矣。盖液得酸则收，得补则生，得升则上朝于口也。此治法之妙者。

七味白术散　治中风虚弱，津液短少，口干作渴。

人参　白术炒　木香　茯苓　甘草炒　藿香　干葛各一钱

水煎。

竹叶黄芪汤　治胃气虚热，口干作渴，恶冷饮食者。

竹叶一钱五分　当归　人参　白术各一钱　黄芪二钱　麦冬七分　炙甘草五分

水煎。

生津止渴益水饮

黄芪一钱五分　人参　生地　麦冬　葛根各一钱　五味子十粒　当归二钱　茯苓八分　甘草　升麻各四分

上水煎服。

如汗多加麻黄根、枣仁各一钱，浮麦一撮；大便不通，加肉苁蓉一钱；如渴甚，用生脉散代茶。不可疑而不用。

蓐　劳

妇人因产生理不顺，疲极筋力，忧劳心虑，致令虚劳喘乏，寒热如疟，头痛自汗，肢体倦怠，咳嗽痰涎，腹中绞刺，名曰蓐劳。

薛云：蓐劳不必疏邪，当扶养正气为主。若脾肺气虚而咳嗽口干，用补中益气汤加麦冬、五味；若因中气虚而口干头晕，用补中益气汤加蔓荆子；若肝经血虚而肢体作痛，用四物、参、术；若因肝肾虚弱而自汗、盗汗、寒热往来者，用六味丸加五味子；若因脾虚血弱，肚腹作痛，月经不调，用八珍汤加倍白术；若因脾虚血燥，皮肤瘙痒，用加味逍遥散。大抵此症多因脾胃虚弱，饮食减少，以致诸经疲惫而作。当补脾胃，饮食一进，精血化生，诸脏有所倚赖，其病自去矣。仍照虚烦发热主治。

增损柴胡汤　治产后虚弱，寒热如疟，食少腹胀。

柴胡　人参　炙甘草　半夏　陈皮　川芎　白芍炒，等分

上每服五钱，姜、枣水煎，日二服。

白茯苓散　治产后蓐劳，头目四肢疼痛，寒热如疟。

白茯苓一两　当归　川芎　桂心　白芍炒　黄芪　人参各五钱　熟地五钱

上先以水三盏，入猪肾一双，姜三片，枣三枚，煎二盏，去之入前药半两，煎一盏服。

黄芪建中汤　治产后诸虚不足，发热，或恶寒腹痛。

黄芪炒　肉桂各一两　白芍炒，二两　炙甘草七钱

每服五钱，枣姜水煎，日二三服，虚甚加附子。

猪腰子粥　治产后蓐劳发热。

猪腰子二具，去膜切片，以盐酒相拌。先用晚米一合，入葱、椒煮粥，入盐、醋调和，将腰子铺碗底，以热粥盖之，如

作盦生①状，空心服。

虚　羸

产后虚羸者，因气血虚竭，脏腑劳伤所致。若年少之人，将养便复；若中年及难产者，毋论日期，必须仔细将理方好；若不善养，为劳为怯，所必然矣。

前症若产伤气血者，八珍汤；劳伤元气者，补中益气汤；饮食伤胃者，四君子汤；停食伤脾者，六君子汤。若嗳气觉有药味者，此药复伤胃也，但用四君子汤徐徐少饮，以调理脾胃，使胃气一健，气血自生，诸症自愈矣。

腹胀呕吐

产后腹胀呕吐者，因败血散入脾胃，脾受之不能运化五谷，而成腹胀，胃受之不纳水谷，而成呕吐也，宜抵圣汤治之。

薛云：若败血散于肠胃，宜用前方；若饮食停于脾，宜用六君子、厚朴；若饮食伤于胃，宜六君子汤。大凡损其脾者，当节其饮食为善。

抵圣汤

赤芍　半夏　泽兰　人参　陈皮　炙甘草各一钱　生姜五钱

上水煎服。

呕　逆

产后呕逆不食，因胃气虚弱，饮食所伤也。

---

① 盦（ān安）生：盦为古时一种有盖的器皿，此引申为覆盖，将热的食物覆盖于生的食物之上，使之焖热。

薛云：若饮食过时，用六君子汤；饮食过多，用六君子加山楂、砂仁；劳役又兼饮食过时，用补中益气汤；脾胃气虚，用六君子汤，寒加炮姜、木香；寒水侮土，用益黄散；肝木侮土，用六君、升麻、柴胡；命门火衰，不能生土，用八味丸；呕吐泄泻，手足俱冷，或肚腹作痛，乃阳气虚寒，急用附子理中汤。

愚按：呕吐一症，世医多循治例，况产后之呕，为瘀血上冲之时，故治之者，不得拘于治例矣。治而随愈，理所宜然。第有久治不愈，此岂无风、寒、暑、湿之相侵乎？又岂无七情、饮食、痰火之相犯乎？一妇人新产，呕吐不止，拘古法者，百治不瘥，后用贝母、枳壳、苍术、茯苓等随愈。此湿痰在胃，而呕吐者，非产后之治例可拘也。又有大便秘结不行以致呕吐者，古云，下既不行，必反而上行，魄门不利，则浊气上冲于贲门，乃多呕。医不察此，只以上治，欲其呕吐之愈也，得乎？

石莲散 治产后胃寒咳逆，呕吐不食，或腹作胀。

石莲肉一两半　白茯苓一两　丁香五钱

上为末，每服二钱，不拘时，用姜汤或米饮下，日二服。

益黄散 治脾土虚寒，水反来侮，以致呕吐不食，或肚腹作胀，或大便不实，手足逆冷等症。

陈皮一两　青皮　诃子　甘草　丁香各二钱

上每服四钱，水煎。

又方 治产后胃气呕逆。

橘红一两　半夏　甘草炒，各五钱　藿香三两

上每服五钱，姜水煎。

人参养胃汤 治外感风寒，内伤饮食，寒热头疼。

半夏　厚朴　橘红各八分　藿香　茯苓　人参各五分　炙甘

草三分　苍术一钱　草果五分　姜七片　乌梅一个

水煎服。

疟　疾

产后寒热往来，每用应期而发，其症类疟，切不可用常山、草果等截疟方药治之。夫气血虚而寒热更作，元气弱而外邪或侵，或昼轻夜重，或日晡寒热，虽所见症与疟疾同，其治之之法必当滋荣益气以退寒热。有汗急当止汗，如麻黄根等方；若头汗而不及于身，乃孤阳绝阴之症也，宜加当归、地黄等药；若明知感寒头痛、无汗，宜芎、归、羌活、防风、莲须、葱头五个以散之，决不可作正疟治也。

薛云：产后疟疾，因脾胃虚弱，饮食停滞，或因外邪所感，或郁怒伤肝，或暑邪所伏。审系饮食，用六君加桔梗、苍术、藿香；如外邪多而饮食少，用藿香正气散；如外邪少而饮食多，用人参养胃汤；饮食劳倦，用补中益气汤；气血虚弱，用十全大补汤加炮姜。

愚按：产后寒热似疟，此是疟非疟也。时师不审，多作邪治，或作虚治，药无一效矣。有妇人新产，不时寒热，治者既不能察脉，又不审病因，浪用四物、干姜，服后热益甚。予诊六脉浮弦细数，如一丝发，又如按刀口，知其怒动肝火，用柴胡、黄芩、芎、归、砂仁、甘草、玄胡索，一服入口而寒热除。又一妇人产后寒热，医作疟治，投常山、草果、槟榔等，寒热倍甚，不食，困惫。予投四物、参、术之类得安。一妇产后寒热多，医治之，久不能瘥。予诊六脉虚甚，而左关独弦，意其产中兜气，肝火郁甚而然也，与人参、柴胡、甘草、黄芩、白术、当归、香附、砂仁、秦艽，二服而寒热除，身亦不疼。已上皆类疟之症，盖因肝胆之火能作寒热，怒则动其火而然也。疑似之症不可不辨。

滋荣益气扶正汤　治产后寒热有汗，每午后应期而发。

川芎　熟地　人参　黄芪　麦冬　麻黄根各一钱　当归二钱
炙甘草五分　陈皮去白，四分　白术八分

上水煎。

晚用六味丸。

加减养胃汤　治产后寒热往来，头疼，有汗，类疟。

当归三钱　川芎　藿香　茯苓　苍术各一钱　人参一钱五分
半夏八分　炙甘草　橘红各五分

姜水煎。

霍　乱

霍乱者，挥霍变乱，腹痛吐泻并作也。产后患此，由劳伤气血，脏腑虚损，不能运化食物，及感风冷所致。阴阳升降不顺，清浊乱于肠胃，冷热不调，邪正相搏，上吐下利矣。又有干霍乱，欲吐不吐，欲泻不泻，腹中搅痛异常是也。治宜盐汤探吐为妙。

生化六和汤

川芎一钱　当归四钱　干姜　甘草　陈皮　藿香四分　砂仁
六分　茯苓一钱

上姜水煎服。

附子散　治产后霍乱，吐利，手足逆冷，问无块痛可服。

白术　当归　人参各一钱　陈皮　干姜炙　丁香　甘草各四
分　熟附五分

上为末，粥饮调下二钱。

温中散　治霍乱。

人参　白术　当归　厚朴　半夏　干姜　茯苓　草豆蔻

上姜水煎。

产后七日外霍乱，用六和汤。

白术　半夏　砂仁　杏仁　人参　甘草各五分　茯苓　藿香
白扁豆　木瓜各一钱　香薷　厚朴

上姜水煎。

泄泻腹痛

产后腹痛泄泻，因肠胃虚怯，寒邪乘虚袭之，或水谷不化，
洞泄肠鸣，或产前停食，或产后伤食，或肠有干结宿积，或寒
泻，或热泻，或六淫七情而致者，当随所因而治之。

薛云：若胸膈饱闷，或恶食吞酸，此饮食停滞，用六君、
枳实、山楂以消导。若食既消而仍痛，或头痛热渴，恶寒欲呕，
此中气被伤，用补中益气、半夏、茯苓以健脾胃。

愚按：产后之泻多从饮食所伤，脾胃困弱，不能通调水道，膀胱
不利，水道混杂而然。其瘀血流入大肠而泻者，所下必黑，产下恶露
去少，可辨也。此千百而一二耳。

加减生化汤　治产后泻，血块未消时，宜服此方。

当归四钱　川芎一钱　炙甘草五分　茯苓一钱　桃仁十粒　莲
子十粒

上水煎服。

健脾利水生化汤　治产后泻，血块既消，宜服此方。

川芎　当归　白术各一钱　干姜炙，四分　肉果煨，一个　陈
皮五分　茯苓一钱五分　甘草五分　泽泻八分　人参三钱

上水煎服。

如寒泻，加炙干姜八分；寒痛而泻，加砂仁、干姜各八分；
热泻，加炒黄连八分；水泻腹痛，米饮不化，加砂仁、山楂、

麦芽各八分；若泻有酸臭气，加神曲、砂仁、麦芽、山楂各八分；若脾气弱，元气虚，产劳甚，必大补，佐消食、佐热、佐祛寒；弱甚形色脱，必用丹溪参、苓、术、附大补始回生；久泻加升麻、莲肉；水泻加苍术。

有产前后伤食，肠胃停有食稍并有干结，小腹左右硬实有块，痛即欲泻，不痛即不泻，治惟去其宿垢可也。第以新产，难用硝、黄，惟以大剂归、芎、麻仁、滑石等，俾其滑利，自然垢去不泻不痛矣。

下痢腹痛

产后下痢腹痛者，若瘀血渗于大肠则为血痢如恶露去少而大便泻黑者，是瘀血，若下青黑则极冷。盖产后肠胃虚怯，邪易相侵，劳动太早，误食生冷难化之物，伤于肠胃，饮食当风，袭于肓膜，散于肠胃，或痛或泻，或下赤白，或胎前下痢，产后未痊，不易治也。

薛云：若胸膈饱，恶食吞酸，此饮食停滞，用六君、枳实、山楂以消导；若食既消而仍痛，更或头疼、热、渴、恶寒、欲泻，此中气被伤，用补中益气加半夏、茯苓，以健脾胃。

愚按：产后痢，大都攻补兼用，不可纯用治痢套方。若芩、连、栀、柏一切寒凉之药尤不可用也。

一方　治产后腹痛，身热泄泻。

当归　川芎　芍药炒　玄胡　砂仁　甘草　白术　神曲
茯苓　干姜皮

上姜水煎服。

加减芎归汤　治七日内外患痢。

川芎一钱　当归五分　炙甘草五分　桃仁十二粒　茯苓一钱

陈皮五分　木香磨，三分

上水煎服。

如红痢腹痛，加砂仁六分。

又方　治产后痢。

当归　川芎　芍药炒　香附炒　陈皮　茯苓　甘草　砂仁
泽泻　白术　神曲炒　干姜炒　木香不见火，研末

上水煎，入木香末服。

薛又云：下痢，若米食所伤，用六君加麦芽；若面食所伤，治同；若肉食所伤，用六君加①山楂、砂仁；凡兼呕吐，俱加藿香；若兼咽酸或呕吐，用前药送越鞠丸；若肝木克脾土，用六君加柴胡、炮姜；若寒水反来侮土，用钱氏益黄散；若久泻，或元气下陷，兼补中益气汤以升发阳气；若泻利色黄，乃脾土真气，宜加木香、肉豆蔻；若属脾胃虚寒，用六君加木香、姜、桂；若脾肾虚寒，用补中益气及四神丸；若属命门火衰而脾土虚寒，用八味丸以补土母；若小便涩滞，肢体渐肿，或兼喘咳，用金匮肾气丸以补脾肾，利水道；若胃气虚弱而四肢浮肿，须补脾为主。

一云：产后七日内外，患赤白痢疾，后重频并，最为难治，欲调气行血而推荡外邪，犹虑产后之元气，欲滋荣益气而大补产弱，又助痢初之邪盛。其行不损元，补不助邪，惟生化汤加木香、茯苓，则善消恶露，兼行痢积，并治而不悖也。兼服加味香连丸，以俟二三日后视病势加减。若产七日外，有患褐色频并后重虚利，当补无疑。若产妇禀厚，期已逾二十余日，可

---

① 六君加：原脱，据丛书本补。

用生化汤①加芩、连、厚朴、芍药行积之剂。

加减生化汤　治七日患痢在前。

四味连香丸

黄连五两　木香一两　大黄二两，酒蒸　槟榔五钱

上陈面糊为丸，如绿豆②大，空心，米汤下七十丸。

一、产后久泻，元气下陷，大便不禁，肛门如脱，宜六君子加木香四分，肉果一个，炙干姜四分。

二、产后泻利赤黄，乃脾土真气下陷，宜补中益气加木香四分、肉果一个。

三、产后伤面食泻利，宜加参生化汤加神曲、麦芽，伤肉加山楂、砂仁。

四、产后胃气虚弱，患痢，完谷不化，当温助胃气，宜六君子加木香、肉果。

五、产后胃虚脾弱，泻利，四肢浮肿，宜六君加五加皮散治之。

六、产后泻利不后重，但日久不止，宜六君加木香、肉果。

七、产后赤白痢，脐下热痛，用当归、厚朴、黄连、肉果、甘草。

八、产后白痢久不止，属气血虚，宜四物加荆芥、人参。

九、产后痢，赢困，心腹绞痛，宜服薤白、石榴皮、当归、黄连、地榆。

十、产后痢，腹痛不止，宜温汤，布蘸暖腹，则痛缓。

---

① 生化汤：原作"化生汤"，疑抄误，据前方名改。
② 绿豆：原作"菜豆"，据丛书本改。

下痢作渴

产后下痢作渴，乃内亡津液，或胃气虚不能生津液，又或中虚，清气不能上升。

薛云：若渴而不喜冷饮，属胃气虚不能生津液，宜用七味白术散；夜间发热口渴，属肾水弱而不能上润，宜用六味丸，并佐以益气汤以滋化源。

愚①按：一妇怀娠下痢，既产倍甚，腹痛异常，身热如火烧，汗出如洗浴，呕吐，饮食全不纳，恶露不行。迎产科视之，不能治而去。招余视之，六脉洪大如指，空数，七八至。予思之，无积则不痢，积以肠中，血裕则行，行则不痢。今者怀娠则血必燥，瘀物难行，则痢难止，所以刮动肠胃而痛也。发热汗出，产后之虚症也。呕吐不纳谷者，肠胃恶浊之气上蒸于膻中也。惟用补血滑利之药使其血生，则积利而诸症自退矣，何难之有？用当归、芍药以生血，佐以滑石、车前、陈皮、甘草，行以山楂、蒲黄、肉桂，一服而呕止，粥进，三服而痢止，诸症顿退，恶露亦去。盖血得补而生，积得血而利也。按此一症，危困极矣，使非知其机而治之，鲜不败者。

同时，有一产妇痢症俱同，彼以消积退热而殁。

产后痢神效方

当归四钱　芍药炒，二钱　滑石　车前子炒，各二钱　陈皮三分　甘草二分　山楂一钱五分　蒲黄一钱　肉桂三分

上水煎，温服。

产后下痢赤白，用紫苋菜一握，切，煮汁，入粳米三合，煮粥，食之立瘥。

戊辰冬，一妇小产，去血已多，复吃梨子，小腹大痛，下

①　愚：原脱，据丛书本补。

痢赤白，产科作痢，治用木香、槟榔、枳壳、陈皮等药不应。予诊之，六脉弦细，意其寒物伤脾，兼有怒气，以既伤之脾土而肝木乘之，则下陷似痢，作痢治必成败症矣，用补中并伐肝之剂陡安。

大小便秘涩

产后大便秘涩，由产水血俱下，肠胃血液干涸，以致秘结不行也。若用苦寒药润而通之，反伤中焦元气，或愈加难通，或通而泻不能止，必成坏症。

前症若计其日期、饮食数，多即用药通之，祸在反掌。必待腹觉胀，欲去不能去者，乃结在直肠，宜用猪胆润之。若用苦寒疏通，反伤中气，通而不止，或成痞症。若去血过多，用十全大补汤；血虚火燥，用加味四物汤；气血俱虚，用八珍汤；虽数日不通，饮食如常，腹中不胀不疼，仍用八珍汤加桃杏仁治之。若泥其日期、饮食数，多而通之，则误矣。

麻仁丸 利大便。

火麻仁研如泥　枳壳　人参各四分　大黄二钱

上为末，蜜丸如梧子，每服五十丸，米饮下。

愚按：肉苁蓉，补血润大便之神药也。产后血虚便结，正苁蓉所宜，何不用之？而用麻仁、大黄，大悖矣。

一方　用芝麻一升，研末，和米二合，煮粥，食即通。

产后小便不通者，肠胃或本挟热，因产水血俱下，津液燥竭，热结小肠，或肾虚而膀胱有热也，须用滋肾之药，则小水自利。若用八正、五苓，恐未利也。

按：通利之药俱系克伐元气，虽是常人，尚宜审虚实，酌可否投剂，况产后血液干涸之日乎？若轻躁孟浪，不徒无益已耳。

淋 病

夫所谓淋者，小便欲去不去，不去又来是也。产后诸淋，由产后虚弱，热客脬中，虚则频数，热则涩痛，气虚血热，血入胞中，则血随小便而出，为血淋也。

薛云：若膀胱虚热，用六味丸；若阴虚而阳无以化，用滋阴肾气丸。

愚按：产后之淋皆虚而生热，热则淋，不可过于分利，分利多则气血倍虚，反不得痊矣。惟养气滋阴为上策也。

茅根汤　治产后冷、热、膏、石诸淋。

白茅根一两　桃胶　人参各一钱五分　瞿麦　茯苓各五钱　葵子一钱五分　滑石　紫贝二个　石首头①四个，为末

上姜枣水煎，入齿末②，空心服。

又方　治妇人尿血、出血，甚效。

当归　赤芍　羚羊角各五钱　生地一两　苏叶七钱五分

上每服八钱，水煎。

一方　治尿血。

破故纸炒　蒲黄炒　古石灰炒

上等分为末，空心，热酒下三钱。

大小便血

产后大小便下血，因产损于气血，气血虚挟热，血得热则流通，虚则下溜，而大小便血下也。

---

①　石首头：又称"石首鱼头""鱼脑石"。有利尿通淋、清热解毒的功效。

②　齿末：即紫贝齿研成的末。

薛云：若因膏粱积热，用加味清胃散；若因酒湿，葛花解醒汤；若怒动肝火，六君加芍药、芎、归、柴、芩、胆草；若因郁结伤脾，加味归脾汤；若因思虑伤心，妙香散；若因大肠风热，四物加侧柏、荆、防、枳壳、槐花；若因大肠血热，四物加芩、连；若因肠胃虚弱，六君加升麻、柴胡；若因肠胃虚寒，六君加肉果、木香；若因元气下陷，补中益气加茯苓、半夏；若因气虚，六君加升、柴；血虚，四物汤；气血俱虚，用八珍加升、柴。大凡病久，或元气虚弱，见病百端，皆脾胃虚损，内真寒而外假热，但用六君子，或补中益气加炮姜，温补脾胃，诸症悉退，若四肢畏冷，属阳气虚寒，急加附子。

葛花解醒汤 治酒积，湿热下血。

白豆蔻　砂仁　葛花各五钱　木香五分　青皮三钱　陈皮茯苓　猪苓　人参各一钱五分　白术　神曲　泽泻　干姜各二钱

上为末，每服五钱，白汤调下。

咳　嗽

产后咳嗽者，盖肺主于气，产后肺气虚，或见风，或热，或寒，或湿外乘之，故令咳嗽也。

薛云：产后咳嗽，或因阴血亏损，或因肺气亏伤，或因阴火上炎，或因风寒所感。主治之法，若阴血虚者，用芎、归、熟地、参、术；肺气伤者，用四君、芎、归、桔梗；阴火上炎者，六味丸加参、术；风寒所感者，补中益气汤加桔梗、紫苏。

知母散 治恶露上攻，咳嗽不已。

知母　贝母　茯苓　人参各五钱　桃仁　杏仁去皮、尖，各一两

上每服五钱，水煎。

又方　治风寒咳嗽。

甘草　桔梗各六分　款冬四分　麦冬　生地各一钱二分　葱白一握

上水煎服。

旋覆花汤　治伤风、寒、暑、湿，咳嗽太盛，坐卧不宁。

旋覆花　赤芍　前胡　半夏曲　甘草　荆芥穗　茯苓　五味子　杏仁　麻黄有汗不用

每服四钱，姜枣水煎。

喉中气急喘促

产后喉中气急喘促，因产去血过多，荣血暴竭，卫气无主，独聚肺中，故令喘也。此名孤阳绝阴，最为难治。肺伏而厥，面黑喘者，亦难治也。若因败血停滞，服夺命丹；若因荣血暴竭，服芎䓖汤；若因风寒所伤，服旋覆花汤；若因气血郁结，小调经散；若饮食所伤，服见睨丸①。

薛云：若脾肺气虚弱，用六君、桔梗；若兼外邪，更加紫苏；若中气虚寒，用补中益气汤加炮姜、肉桂；若阳气虚脱，更加附子；若瘀血入肺，急用二味参苏饮。

二味参苏饮　治产后血入于肺，面黑，发喘欲死者。

人参一两　苏木二两

上水煎，顿服。

又，二味参、桃亦好。

五味子汤　治产后喘促，脉伏而厥。

五味子杵、炒　人参　杏仁各二钱　麦冬　陈皮各一钱

---

① 见睨丸：《卫生宝鉴》有"见睨丸"，治寒客下焦，血气闭塞，瘕聚坚大不消者。

上姜三片，枣二枚，水煎服。

夺命丹方见胞衣不下

芎䓖汤

芎䓖　当归　芍药各等分

上每服五钱，水煎。

乳汁少

产后乳少，若气血虚弱不能化生，宜壮脾胃；怒动胆火而乳汁少，宜清肝火。夫乳汁乃气血所化，在上为乳汁，在下为月水。若屡产无乳，或大便涩滞，当滋化源。

玉露散　治乳脉不行，身体壮热，头痛目昏，大便涩滞等症。

人参　茯苓　桔梗炒　川芎　白芷　当归　芍药各一钱　甘草五分

上水煎服。

治气血虚而无乳，用钟乳粉二钱煎漏芦汤，调下。

乳汁自出

乳汁自出乃胃气虚，宜服补药止之。未产而乳自出之，汁泣，生子多不育。

薛云：气血俱虚，十全大补汤；肝经血热，加味逍遥散；肝经怒火，用四物、参、术、柴、栀；肝脾郁怒，用加味归脾汤。

乳吹　妒乳

产后吹乳者，因儿饮乳之时，儿忽自睡，口气所吹，乳不得泄，蓄积在内，遂成肿硬疼痛，名曰吹乳。

新产儿，未饮，乳未泄，或胀或痛，名曰妒乳。轻则为吹为妒，重则成痈。

一方　治产后乳肿痛神效。

鸡肫皮，煅存性，醋调皮末如厚糊，敷之，二三次愈。

一方　生山药去皮，捣烂敷之，肿即消，既消急去之，不然皮肉即烂矣。

又用服药方

乳香　没药各一钱　黄柏　花粉各二钱

上酒煎服。

乳盛或无子饮乳，以致肿痛，炒大麦芽二两，水煎服，其肿痛即散。

又方　治乳痈。

蒲公英一两　金银花二两

又方　百奶根①酒浆板捣敷。三白草亦好。生苎麻根和黄泥少许，捣匀，敷之，亦妙。

又方　治产后无乳汁。

母猪蹄三四个，通草六两用绵裹，同蹄煮羹食，最妙。复以木梳于乳上梳刷，或手摩乳房。

又方　治乳痈，未破即散，已结即溃，极痛即止。因小儿吹乳变成。如未产，为内吹，此方并治之。

陈皮去白，日干，炒黄，为末　　麝香研

上酒调下二钱。

乳痈方　屡效如神。乳吹，肝病也。此方专治，所以速效。

---

① 百奶根：中药"百部"的异名。

香附　当归　白芷　金银花　柴胡　连翘　山栀　白芍
青菊叶　羌活　甘草　防风　胆草

上水煎服。

口鼻起黑气及鼻衄

产后口鼻起黑气及鼻衄，盖阳明为经脉之海，起于鼻，交额中，还出颊口，交人中，左之右，右之左。此产后气虚，荣血散乱，胃绝肺败之症也。急取绯线并产妇顶心发两条，紧系中指节。以荆芥为末，童便调下。

薛云：胃脉挟口绕承浆。盖鼻准属土，鼻孔属金，诚胃虚肺损、气脱血死之症，急用二味参苏饮加附五钱服之，亦有得生者。

咳　逆

夫肺主于气而禀于胃，盖产后脾胃伤损，风冷所搏，故咳逆也。急灸期门穴三壮，必愈。此穴乃胃之大络也穴在乳下。

前症乃气血虚寒之恶候，用后方未应，急投参附汤。

丁香散　治心烦咳逆。

丁香　白豆蔻各五钱　伏龙肝一两

上为末，每服一钱，煎桃仁吴茱萸汤调下。

羌活散　治咳逆。

羌活　附子炮　茴香炒，各五钱　木香　白姜炮，各一钱

上为末，每服二钱，水一盏，盐一撮，煎服。

一方　用桂心五钱，姜汁三合，水煎服。

又方　用柿干一个，切碎。水一盏，煎六分，热呷。此因有热者用此。

积聚 癥瘕

夫积者，阴气也，五脏所生；聚者，阳气也，六腑所成。然积为阴，阴性沉伏，故痛不离其部；聚为阳，阳性浮动，故痛无常处。皆由饮食不节，起居失宜，产后血气虚弱，风冷所搏，血气相结，故成此疾。

薛云：若真气亏损，邪因乘之，不可求旦夕之效，而攻其邪。况产后得之，尤当以固元为主，若破血行气而攻其邪，是速其危矣。

大都此症皆因肝脾血气亏损，或因肝脾郁结而然，治惟八珍汤、逍遥散、归脾汤，随症互服自愈。盖气血足则健运而无凝滞之患，气血不郁则流畅而无阻碍之虞，周流旁达一身，皆太和元气之流行也，尚何积聚癥瘕之不散哉。

逍遥散

当归　芍药　柴胡　茯苓　白术　甘草

上水煎服。

八珍汤

归脾汤

人参　黄芪　当归　白术　木香　茯神　远志　枣仁　炙甘草　龙眼

上水煎服。

流　注

产妇恶露，因怒因惊，滞而不散，流注于腰、臀、腿、足、关节之间，或漫肿，或结块，久则肿气作痛，肢体倦怠，急用葱熨方以治外肿，内服参归化生汤。

参归化生汤 治流注未成自散，已成自溃。

川芎一钱五分　当归三钱　甘草五分　肉桂八分　人参　马蹄香各一钱

若漫肿微痛，属形气病，气血俱不足，最难治。或已成脓，或未成脓，或成脓而不溃，血虚也，宜服人参汤；憎寒恶风，气虚也，宜十全大补汤；日晡内热，四物汤加参、术、丹皮；呕逆，胃气虚也，六君子汤加炒黑干姜；食少体倦，脾气虚也，补中益气汤加升麻；四肢逆冷，小便频数，肾气虚也，补中益气汤加益智仁。

葱熨法，用葱一握，炙热，捣作饼，厚铺肿处两层，以熨斗火熨之，甚妙。

肠　痈

产后肠痈，因产恶露停滞，小腹作痛，急宜行之，缓则腐为脓，难治。若流注关节，则患痈疽，多为败症，宜服瓜子仁汤。

诀云，肠痈难知，滑数可推，数而不热，肠痈何疑？迟紧未脓，下以平之；洪数脓成，不下为疑①。又云：关内逢芤肠裹痈，其症绕脐生疮，身皮甲错，小便如淋状，小腹作痛。

瓜子仁汤 治产后恶露未尽，瘀血停滞，小腹作痛，或成痈疽。

薏仁五钱　丹皮　桃仁去皮、尖，炒，各三钱　瓜蒌仁四钱

上作二帖，水煎。

神效瓜蒌散

大瓜蒌一个，捣　甘草　川归各五钱　没药　乳香各一钱

---

① 疑：据文义，应作"宜"。疑音近而讹。

上酒三碗，煎二碗，分三次，食后服，渣盒患处。

愚按：产后流注与肠痈，皆败血凝滞所致。逐去败血，肿痛自除。荆人产后三四日，因惊，小腹之左不红不肿，日夜痛楚。盖因惊则气乱，血不流行，凝滞而然。时师不识，误为阴虚，大用补塞之药，以致久久不得少可①，四十四夜，痛苦万状，只剩皮骨。四十余日后已成脓，用生姜切片置患处，艾炷于姜上灸之，脓于大便会出，得痊。一妇人新产，误服人参，瘀血不行，流注两足，肿痛，日间少可，至晚倍剧。医亦不识血注之故，作脚气治，八九日而殁。大都新产若患前症，皆系血滞，万万不可用补也。一少妇，初产腰内生痈，越医不识瘀血流注，作外科治，用消风败毒之药，又误用疡医开脓而殁。惜哉！又有块在脐间，痛在夹缝，作痈血治，久之大危，润便得安。

阴蚀五疳

产后阴中生疮，名曰䘌疮，或疼或痒，如虫行状，浓汁淋沥。阴蚀几尽者，由心神烦郁，胃气虚弱，致气留滞而有此疾。治当清心养胃，外以药熏洗。

此乃肝脾郁结之症，木旺生虫，宜解郁清肝。

千金治阴蚀方

川芎　当归　芍药　地榆　甘草

以水五升，煎二升，去渣熏洗，日三次，夜一次，效。

又方　以猪肝入阴户，引出虫，妙。

又方　蒲黄一升，水银一两，研匀，掺之，效。

又方　肥猪肉十斤，煮水浸疮，冷再易，不过两三次。

又方　以虾蟆、兔屎等分为末，敷疮即愈。

---

① 少可：稍微好转。

又方　治痔虫蚀下部及五脏。

取东南桃枝三七枝，轻打头散，以绵缠之。又研石硫黄末，将绵缠桃枝捻转，令末少厚。又截一短竹筒，先纳下部，以所捻药桃枝热，然后熏之。

阴脱玉门不闭

产后阴脱，玉门不闭。因坐草努力举动，或房劳所致，或脱肛阴挺，逼迫肿痛，小便淋沥。

薛云：阴挺不上，玉门不闭，气血虚也，用十全大补汤；若患处重坠，元气下陷也，用补中益气汤；若焮肿作疼，肝经虚热也，用加味逍遥散；若素有郁怒，肝脾血伤也，用加味归脾汤；若因暴怒，肝火血伤也，用龙胆泻肝汤；若妇人元气本实，或玉门不闭，焮肿作痛，小便不利，此肝经湿热壅滞，用加味逍遥散加车前子、牛膝、泽泻。

产后寒疝，脐腹作痛，乃冷气乘虚也，用当归建中汤治之。

又云：产当寒月，人门①、脐下胀痛，手不可近，用羊肉汤治之。

又云：若脾胃虚弱，寒邪所侵，蟠葱散；若肝经湿热，小便不利，用龙胆泻肝汤。仍参前论，恐有瘀血为患。

羊肉汤　治产妇脾虚，寒邪所乘，以致腹痛或头眩，胁脐急痛。

精羊肉四两　当归　川芎各五钱　生姜一两

上水用十钟煎四钟，分四次，空心服。

蟠葱散

---

①　人门：胎儿进出通道，即阴道。

产后通用方

通畅回生丹　治产后一十九症。

大黄一斤，为细末　苏木三两，用水五碗，煎汁三碗，去渣存汁
红花三两，炒黄，入好酒一大壶，煮三五沸，去花存汁　黑豆三升，煮汁
三碗，去豆存汁

先将大黄末以好米醋三四碗搅匀，文武火熬成膏，如此二
遍。次下红花酒、苏木汤、黑豆汁，搅匀，又熬成膏，取出。
如有锅焦，另焙干为末，入后药内。

当归　川芎　熟地　茯苓　苍术米泔浸　香附　乌药　玄胡
桃仁另研　蒲黄　牛膝各一两　白芍酒炒　甘草　陈皮　木香
三棱　五灵脂　羌活　地榆　山萸酒浸，各五钱　人参　白术
青皮　木瓜各三钱　良姜四钱　乳香　没药

上为细末，用大黄膏捣，丸如弹子大，每服一丸，酒顿[①]
化服。

子死腹中，妊母因染热病，六七日经传脏腑，热极，以致
子死腹中，命在须臾，急服三丸便生。

难产，因产时儿枕先破，血裹其子，但服此药，逐去败血，
须臾自生，横生、逆产同治。

胎衣不下，因生产，母受其寒，血入衣中，被血所胀，令
人胀闷，饮食不进，逐去败血，自然衣下。

产后血晕，起止不得，眼见黑花，产后气血未定，奔克于
肝，人若不识，误为暗风，非矣。此丹服之即愈。

产后口干心闷，产后气血未定，食面太早，积聚在心，是

---

① 顿：据文义当为"炖"。

以烦渴。但服此丹，万无一失。

产后寒热似疟，产后虚羸，血入于心肺，热入于脾胃，则寒热而渴。不可误作疟治。宜服此丹，神效。

产后四肢浮肿，败血走注四肢，不得运化，乃为四肢浮肿①。先用此丹去败血，后用利水气药。

产后血邪，如见鬼神，言语无度，颠狂。产后败血，心中热极，所以烦躁，言语狂妄，非风邪也。急服此丹，万无一失。

产后失音不语，人心皆有孔窍，败血流入孔窍，被血所闭，言语不得，以此丹服之，神效。

产后腹痛泄痢，产后月内酸冷、坚硬之物与血相搏，流入大肠，不得传化，但服此丹，即愈。

产后百节酸疼，产后百节开张，余血停留，经滞日久，结聚不散，是以百节酸疼，非湿症也，但服此丹，去其滞血，即安。

小肠尿血如鸡肝，产妇月中将理失宜，饮食不得应时，兼以怒气，以致血流入小肠，闭却水道，是以小便涩结，血似鸡肝，服此丹立愈。

产后下血似崩中，产后失于调理以致此疾，但服此丹，立愈。

产后气满呕逆不定，产后血停于脾胃，胸膈胀满、呕吐，非番②胃，但服此丹三二丸，即痊。

产后咳嗽寒热往来，产后结痰上喘、咳嗽、四肢寒热，宜服此丹。

---

① 四肢浮肿：原作"浮肿四肢"，疑为倒文，据上文例改。
② 番：据文义当为"翻"。

产后喉中似蛙声，宜服此丹。

产后面黄、舌干、鼻中流血、遍身生斑点，产后败血入脏腑、肌肤，更走四肢，故有此疾，如服此丹，可以无虞。

产后眼涩，腰痛似角弓，产后在月中喜食爽口之物，致烦热不得安宁，不能调理，兼百日之内过伤房事，殊不知产后血气亏损，倘一犯之，则不能免此患矣。

产后小便涩，大便不通，血入肠中谁得知？小便淋沥大便滞，乍寒乍热常多汗，如醉如痴似鬼迷，花发目前如碎锦，病缠身上总成虚，只消一服回生药，产妇从今免困危。

济阴返魂丹 专治横生、逆产、胎前产后一切诸症。

益母草八两，不犯铁器，为末听用，畏日　当归七钱　赤芍六钱
南木香五钱

上为末，炼蜜和丸，如弹子大，每服一丸，好酒、童便各半化下。或丸桐子大，酒、便①各半，吞三十丸。

胎动不安，下血不止及腹作痛，用温米汤下。

胎前一切难产，子死腹中，胀满不下，心痛心闷，酒、便化下，或炒盐汤下。

月经不调，好酒下，或四物汤下。

临产并产后各先服一丸，童便、酒下。安魂定魄，气血自调，诸病不生，又能破血止痛，养脉调经，易产如神。

产胞衣不下，脏腑产羸，五心烦闷、燥热，败血流入衣中，胀而难出，用好酒化下。

产起卧不得，眼前黑暗生花，或血热口干，烦躁而渴，心神乱，如见神鬼，不思饮食，伤风发热，手足麻木，百节疼痛

———————————————————

① 便：即童便。

不可忍者。浓煎薄荷汁，酒、便各半送下。

产后气壅，胸膈不利，恶心吐酸及四肢浮肿，两胁痛，举动无力。温酒送下。

产后恶血未尽，留滞作块，恶露冲心，腹腰作痛，大便秘，小便涩，中风，吐逆，失音不语，不省人事，酒、便化下。

产后寒热往来，盖因败血伤心则热，伤脾则寒，伤①状如疟疾，或腹痛，温米汤、桂枝汤任下。

产后痢疾，后重，泻血，枣仁汤下。

产后崩中下血，漏下不止，乌梅汤下，或糯米汤，或秦艽汤下。

产后赤白带，艾汤下。

琥珀黑龙丹 治产后一切瘀血为患，危急欲死及胎衣不下，但灌得药下，无有不安。

五灵脂去沙土　川芎　当归　良姜　生地各五钱

上锉，晒极干，以固济，小黄砂罐盛之，灯盏盖定，赤石脂抿缝，纸筋盐泥封固严密。以文武火煅一炷香，放凉处，退火毒，取出药，如黑糖，研细，入后药同丸。

花蕊石煅，另研，二钱　琥珀另研，一钱　乳香另研，一钱五分百草霜五钱

上末，同前药米醋糊丸，如弹子，每一丸，用姜汁、好酒、童便半盏，将药于炭火中烧淬，入酒、便内调化，顿服，立效。

---

① 伤：疑为衍文。

校注后记

《孕育玄机》由明代医家陶本学著于天启辛酉年（1621），经清代学者抄录存世。本书实为明代一部颇具临床实用性的妇产科专著，因其为未刊抄本，未能在后世广泛流传，其学术价值未被人发现。本书有上、中、下三卷，凡127篇，三卷内容正如作者所言，"首'调经'，惟经正而生育可期也；次'保胎'，惟胎全而子嗣可兴也；次'产后'，惟治产有法而母子全也"。陶本学撰写本书缘于古代许多有关妇产科的著作或太宽泛或分散不全，不利于临床实用，于是旁求博采，上取历代典籍有关论述，以陈自明、薛己等医家观点为基础，结合自己临床体会，对经、孕、产前、产后病证进行缕析条分而成《孕育玄机》。该书综合了妇产科常见病、多发病的诊治，对于医理颇有新颖阐发，其辨证得当，有法有方，并附验案，至今仍不失为妇产科临床重要的参考书。

一、版本信息及源流考证

《中国医籍通考》《全国中医图书联合目录》《中国古医籍书目提要》记载，本书只有一个版本，即"《孕育玄机》，清康熙五十二年癸巳（1713）抄本"，或称"清康熙稿本"，藏于上海中医药大学图书馆。但是，根据《中国古籍总目》和《中国古籍善本书目》的记载，本书除了藏于上海中医药大学图书馆的抄本《孕育玄机》三卷外，还有收录于《陶氏贤奕书楼丛书》的抄本，藏于国家图书馆。《孕育玄机》在有些古籍工具书中虽以"稿本"记载，其实为清代学者乾尧的手抄本。作者陶本学生平记载资料较少，仅发现民国《绍兴县志资料·第二辑·书目》记载:"《孕育元机》二卷,清代会稽陶本学(字泗源)撰。陶本学,字泗源,别号会稽山人。"但经查《绍兴县志》历代人物志,未发现陶本学的生平记载。

《孕育玄机》现存两种版本,其一为清代康熙五十二年乾尧抄本,现藏于上海中医药大学图书馆。上海科学技术出版社于2004年将此本收入《中医古籍珍稀抄本精选》出版发行,由上海中医药大学周国琪点校。其二名为《孕育元机》,清代陶介亭主编的《陶氏贤奕书楼丛书》二十六种(共86卷)之第九种,现藏于国家图书馆,抄写年代不详,且书中凡"玄"俱作"元",是避清康熙帝"玄烨"之讳。

经查,国家图书馆《陶氏贤奕书楼丛书》共收录著作26种,凡86卷,33册。该丛书无序、跋,落款为"清陶氏贤奕书楼抄本"。查《陶氏贤奕书楼丛书》内容,主要收录明清之际陶姓诗书歌赋和名人言论。包括晚清名家著作,如清末著名金石考古学家、书法家吴大澄和清末著名学者、文学家、经学家、古文字学家、书法家俞樾等所著的《咸同间名人书答》《吴大澄书答》,以及清末政治家、学者丁宝桢、翁同和、袁昶等撰著的《同光之际名人尺牍》。根据其收录著作下限到光绪年间,可推知《陶氏贤奕书楼丛书》成书于晚清时期,甚至可能是民国期间。《陶氏贤奕书楼丛书》编者陶介亭为湖北省宜昌地区长阳人。据《恩施文史》之《旧闻拾趣》记载,知名文人(贡生)陶介亭和其他"兴诗门人"曾于清咸丰三年(1853)九月参加湖北省恩施县私塾先生廖兴诗的葬礼。据此亦可推测《陶氏贤奕书楼丛书》抄录于晚清时期或之后的民国期间。

对"乾抄本"和"丛书本"的内容仔细比对,发现"乾抄本"序言中有多处圈改，显为另一人笔迹。

如："妇人亦为一科矣。所谓择科而医，医道之衰也。妇人杂病，无异男子。"其中"所谓择科而医，医道之衰也"为圈改者所补充，而"丛书本"无此句。

"学常慨世人有妇人之专科，而无胎产之良诀"。"乾抄本"圈改为"山人慨世人有妇人之专科，而无胎产之良诀"。"学"即陶本学，"山人"即陶本学的别号会稽山人，均指陶本学。

"不佞生平殚心斯道，兼以室人多患胎产之危，益加研砺。幸而苍苍默佑，得其治理而起。故有一得之，愚敢不尽述以告同志乎？非自多也。虽然学今年逾七秩，已在耄龄，所辑所言，恐有缺陋。有能心操爱育之仁业，臻黄岐之上者，起而削正之，则又予心之所深望者矣"。"乾抄本"中"则"后另笔圈改为"后之子孙世守其言，益加研砺，臻于上乘"。

圈改者何人，用意何在，均难以确知。"乾抄本"除序言有被圈改之处，全书内容与"丛书本"基本相同，仅见语言表述方式偶有出入。可见圈改应为后人所为，非原本内容。

二本均有少量误抄，而以"乾抄本"略多。如："经行先期"中的病因陈述，"丛书本"为"有因劳役火动"，其中"劳役"，"乾抄本"作"劳后"，"役"与"后"的繁体字"後"相似，因形近误抄；"虚嬴"中的"嬴"，"乾抄本"误抄为"赢"；"自汗盗汗"中的"晡热"，"乾抄本"误抄为"脯热"。

缮写编排方面，"乾抄本"为毛笔行书，"丛书本"为正楷书写，更加整齐划一，编排格式更加规范统一。"乾抄本"药物剂量常用"两半"，"丛书本"均为"一两半"；"乾抄本"述药物煎服法时，常漏写"右"，或漏写水煎服之"服"，而"丛书本"无漏写现象。类此语言表述方面的出入还有多处，但均不影响本书内容的表达。

总之，《孕育玄机》两个古籍版本均为抄本，"乾抄本"抄于清代康熙五十二年，"丛书本"约抄录于晚清时期或民国期间。其编排缮写，"丛书本"比"乾抄本"更加规范。二本主体内容基本一致，仅"乾抄本"的自序中内容有圈改，疑为后人所作。不能排除"丛书本"抄自"乾抄本"。因此，"乾抄本"早于"丛书本"。故本书校注的底本选择上海中医药大学图书馆藏的乾尧抄本《孕育玄机》，而《陶氏贤奕书楼丛书》之《孕育元机》则为主校本。

二、学术思想

1. 学宗陈薛，发挥先贤学术

明代医家陶本学感慨当时虽有妇人之专科，却没有治疗胎产病的好方法。当时已有陈自明的《妇人大全良方》，薛己的《校注妇人良方》及《女科撮要》等妇科专门著作，还有其他如《产宝》《便产》等方书，并有许多方药散见于各种医书中。但陶氏认为，诸作虽然齐备，但于临床却不太实用，使"治产者无所适从矣"。于是陶氏广泛研究古代医著，旁求博采，以陈自明、薛己等各家之言为基础，尤其是薛己的观点，加上陶氏平时临床所历之验案心得，对于有关孕育胎产各类问题、各种疾病进行条分缕析，研究发挥，提出许多精辟的观点。如针对丹溪男精女血成胎之说，即"人之育胎者，阳精之施也，阴血能摄精成其子，血成其胞，胎孕乃成"，陶氏在"无子之因"篇引经据典，论述男女均有精。提出男女均有肾，均藏精，成胎非血而为精。可见，其学术源于中医经典，旁采各家，并基于临床实际，对各种妇科理论和实践有自己的发挥和创新思维。

2. 论"经"与"孕"，种子之法在调经

《孕育玄机》精辟论述妇女"经"与"孕"的关系，提出"欲使生育，在于调经""种子之法在于调经"的观点。在"调经"中言，"有天地然后有万物，有万物然后有男女，有男女然后有夫妇，有夫妇则生育之道所不已也。欲使生育，在于调经。若使经不调而生育者，未之能也"。根据《素问》中"女子二七而天癸至，任脉通，太冲脉盛，月事以时下，故有子"，陶氏指出，正常的月经对孕育的重要性，"夫所谓月事以时下者，盖言三旬以一来，则气血和平，不冷不热，不先不后，应时而下，不爽其候，乃谓之经，万古不易之常道也。以和平之气血，而交合以时，则胎孕乃成矣"。因此，指出"种子之法在于调经"。如果月经不冷不热，不先不后，经前经后没有疼痛，则为平和的气血。"气血和，生意盛，未有交而不孕，孕而不育者矣"，故全书首先研究月经失调、痛经、崩漏、闭经及限外经行等各种月经病的证治。正是"惟经正而生育可期也"。

3. 孕育生命，强调男女共治

有夫妇必有生育，是天地间共有之理。许多夫妇不生育，不知男女不育除了妇女月经必须正常外，还有许多病因，或"终于孤独，委之天命"，或单单责之于妇女。书中提到有些妇人，容貌起居如常，又无大病，月水依期而行却绝不生育，究其原因，主要是丈夫形体、精血的虚实问题造成不育。因此，陶氏指出，"更当察其男子之形虚实何如。有肾虚精弱不能融育成胎者，有禀赋原弱、气血虚损者，有嗜欲无度、阴精衰惫者，各当察其原"。男子具体病证较多，"男子有肾虚精滑，有精冷精清，或临事而不坚，坚即流而不射，有盗汗梦遗，有便溺淋涩，有腰惫不能转摇，有好色以致阴虚，有劳热，有虚寒者，诸如此类"。以上各病证应辨治以药，方可孕育新生命。因此，治不孕症，不独治女，应男女共治。陶氏谈及孕育生命还要夫妇双方两情和谐，形神相交方易受孕。如"有等宫墙外望，不睹室家之好，垂首而返，两无缱绻之情，是神与精两不交也。夫两石相击，而后火生焉。两不交而何以成生育哉？观此则难独咎于妇人矣"。这些观点的提出在当时社会是极为难能可贵的。

4. 详析病机，治病必求于本

《孕育玄机》对各种疾病，条分缕析，综合各家观点，对发病机理逐一详析，使得临床辨证论治有法可依，有理可据。如在"血崩"论治中，指出月经正常须是气血不伤，五脏和调，"天地生人，气与血也，惟外不伤于劳役，内不伤于七情，则气血冲和，主于心，藏于肝，统于脾，气不下陷，血乃升腾，循环经络，荣养百脉，滋生脏腑，有余之血流灌冲任，血海盈溢下为月水，一月一来，不爽其候，如潮之有信也"。同时，详辨崩中、漏下机理与气血脏腑所伤相关，"多思多虑而心伤，大怒大郁而肝伤，劳倦饮食而脾伤。夫君主之官伤则血无所主，乃妄行而下；将军之官伤则血无所归，乃不循经而下；仓廪之官伤则血无统摄，乃脱陷而下。顷刻之间，大下升斗者，谓之崩。崩之日久，淋沥不止者，谓之淋。皆以三精亏损，失其禁固之权也。风冷所搏，房劳所触，间有之耳"。因此，治疗上应该治病求本，"伤心者，以补心为主；伤肝者，以平肝为主；伤脾者，以补脾为主。佐以升举、止涩、凉血之药可也"。如果不详发病机理，只用芩、连、栀、柏或牡蛎、棕灰等凉涩之药，其实是"不究本而末治"。

5. 经孕病因，重视肝郁为病

女子以血为本，肝藏血，主疏泄，妇女的情志失调往往是影响妇女健康的重要因素，陶氏指出，"大抵妇人女子，所见极狭，拂郁者恒多"。其诊治月经病，重视肝气为病，在多处特别提及妇人因怒致病的案例。如月经淋沥不尽，"或因劳伤，气血虚弱，冲任不能约制于经血，或由于寒热邪气客于胞内，滞于血海"。这些属于一般致病之因，多数医者能明辨。但陶氏发现，许多妇女淋沥之症却是因怒火，"纵性者多怒，多怒则肝伤。夫血藏于肝，肝有怒火，其气盛满，不纳不藏，所以血下不断"。因此，这种情况的治疗与感受风寒与冲任气虚完全不同，一定要用柴胡、香附、川芎、白芍、防风、山栀、龙胆草、黄芩等清肝泻火药物配以六味地黄丸方能止血。陶氏从肝辨治妇科疾病取得了独特疗效。

6. 大胆质疑，勇于科学探究

陶氏对于前人的观点，没有盲从，而是从临床实际出发，进行探究和验证，提出更加合理和科学的观点。如关于求子受孕日的选择，古人认为，"其受孕以一、三、五日为男，二、四、六日为女"。陶氏指出，"化生之妙，恐未必然也"，认为妇人体质怯弱，月经干净后元气未复，生意不浓，到十二三日才可能妊娠。其受孕日的测算与现代排卵期相合。又如，对于金元四大家之朱丹溪所言子宫的形态与功能大胆质疑，"一系在下，上有两歧，一达于左，一达于右，精胜其中，则阳为之主，受气于左子宫，而男形成，精不胜血，则阴为之主，受气于右子宫，而女形成，夫男左女右，阳左阴右，天地之定位也"，陶氏则认为，男女生成缘于自然，与受气左右两歧无关。

7. 创立新说，产前大补治未病

针对朱丹溪的"产后须大补气血，虽有杂症，以末治之"，陶氏指出，"产之前更宜以大补气血为先也"。因为人以气血为本，气血能"荣养百体，灌溉脏腑，血蓄则为乳汁，血下则为月水，既孕则资之以养胎，临产则借之以送胎"，如果孕妇禀赋素弱，加上五劳七伤耗伤气血，则"气不足以送此胎，血不足以顺此胎，临产既有艰难之症，产后自多诸病之生"。因此，产前就应该大补气血，稍佐以顺气清热方可顺产。陶氏以胎喻舟，"盖胎犹舟也，血犹水也，气犹风也。水溢则舟利，风疾则行速，气血充而胞胎顺，理固然耳。且也气血既足，产不费力，产后诸病何由而生，何须大补？"陶氏对于禀赋较弱的孕妇，大力倡导胎前补气血，认为正是古人所说的"不治已病治未病"，可以预防许多产时、产后病的发生。正是"胎前之补，一举而两得"。

针对当时医生治疗下血、漏血方法的问题，即以血热妄行，动辄用芩、连、栀、柏等凉血之药，或用牡蛎、棕灰一切止涩之药，结果不但无益而反下血更多。指出"止涩、寒凉，反伤脾胃也"。因为血生于脾，又统摄于脾，归于肝而藏于肝。脾气困弱，不生不摄，肝有怒火，不归不藏，导致下血病证。时医不用治本之药，只以寒涩治标之法，等于是扬汤止沸，徒费手力。因为人身赖气血以生存，气血来源于脾与胃也。饮食入胃，化生气血，荣养百骸，气血充盛，身体健康。因此"脾为化生之源，不可伤也，况新产之后乎？百脉空虚，所借以复其既亏之气血者，赖有脾胃之中一点化生之机，此机不可以寒凉之药再伤而遏绝之也"。故特作"产后不可服寒凉解"以警示后人。

总之，《孕育玄机》基于陈自明、薛己的学术，而有创新发展思想，为妇产科理论与临床作出了较为重要的贡献。由于时代的局限，书中难免有些思想带有迷信色彩或接受了古人许多不科学的方法，我们应该去粗取精。白璧微瑕，《孕育玄机》立足于临床，切合实用，其辨证论治的理法方药对当今妇产科仍然具有较高的临床价值。

总 书 目

医　　经

基础理论

伤寒金匮

本　　草

秘珍济阴

黄氏女科

女科万金方

彤园妇人科

女科百效全书

叶氏女科证治

妇科秘兰全书

宋氏女科撮要

茅氏女科秘方

节斋公胎产医案

秘传内府经验女科

外科真诠

枕藏外科

外科明隐集

外科集验方

外证医案汇编

外科百效全书

外科活人定本

外科秘授著要

疮疡经验全书

外科心法真验指掌

片石居疡科治法辑要

儿　科

婴儿论

幼科折衷

幼科指归

全幼心鉴

保婴全方

保婴撮要

活幼口议

活幼心书

小儿病源方论

幼科医学指南

痘疹活幼心法

新刻幼科百效全书

补要袖珍小儿方论

儿科推拿摘要辨症指南

外　科

大河外科

伤　科

正骨范

接骨全书

跌打大全

全身骨图考正

伤科方书六种

眼　科

目经大成

目科捷径

眼科启明

眼科要旨

眼科阐微

眼科集成

眼科纂要

银海指南

明目神验方

银海精微补